Eine populäre Kulturgeschichte, spannend und witzig erzählt. Der Schwerpunkt liegt auf praktischen Fragestellungen, zentral ist der erotische Aspekt. Ein Parfum-Vademekum voller praktischer Tips und amüsanter Anekdoten für Frauen und Männer.

Andrea Hurton, 1961 geboren, Germanistik- und Romanistikstudium in Wien, arbeitete als Lehrerin, als Redakteurin der Wiener Stadtzeitung ›Falter‹, der ›AZ‹ und des Frankfurter ›Pflasterstrand‹ sowie bei André Hellers Theatermagazin ›Bühne‹. Sie schreibt u. a. für die ›Weltwoche‹, ›titanic‹, ›DIE ZEIT‹, den ›Spiegel‹ und die ›Frankfurter Rundschau‹.

Andrea Hurton

Erotik des Parfums

Geschichte und Praxis der schönen Düfte

Fischer Taschenbuch Verlag

Überarbeitete und aktualisierte Ausgabe
Veröffentlicht im Fischer Taschenbuch Verlag GmbH,
Frankfurt am Main, Oktober 1994

Lizenzausgabe mit freundlicher Genehmigung der
Vito von Eichborn GmbH & Co. Verlag KG, Frankfurt am Main

Gesamtherstellung: Clausen & Bosse, Leck
Printed in Germany
ISBN 3-596-11989-8

Gedruckt auf chlor- und säurefreiem Papier

Inhalt

Einleitung

Erotische Mythen und Geruchsklischees

Das Parfum ist ein Hauch des Himmels.
Victor Hugo

Das erste moderne Parfum, eine um 1370 entstandene Mischung aus ätherischen Ölen und Alkohol namens *Eau d'Hongrie*, »Ungarnwasser«, ging als klassisches Aphrodisiakum in die Parfumsaga ein. Ein Eremit stellte die auf Rosmarin- und Lavendelöl basierende Substanz für die alternde Elisabeth von Ungarn angeblich mit der Zusicherung her, es werde ihre Schönheit ewig erhalten. Prompt soll die schon 72jährige Monarchin damit den König von Polen betört haben.

Es gibt Menschen, deren natürlicher Geruch auf andere abstoßend wirkt. Ludwig XIV. soll so eine Person gewesen sein. Von ihm wird berichtet, er habe so starke Schweißfüße gehabt, daß sich seine Höflinge entfernten, weil sie die Ausdünstung nicht ertrugen. Rasputin, so heißt es, stank wie ein Bock. Aber nicht nach Schweißfüßen, sondern nach Sperma. Die Frauen lagen ihm zu Füßen, weil man die Potenz dieses Mannes förmlich riechen konnte.

Der Volksmund weiß eine Unmenge olfaktorischer Klischees und Platitüden zu berichten. Eunuchen erkennt man am faden geschlechtslosen Geruch, heißt es, Junggesellen riechen nach getrockneten Feigen, richtige Männer hingegen nach Moschus.

Josephine Bonaparte war eine der parfümiertesten Frauen ihrer Zeit. Sie bevorzugte allerdings starke Moschusdüfte, die später aus der Mode kamen.

Napoleon, ihr Gemahl, soll diese intensiven Gerüche sehr gemocht haben. Am liebsten aber dürfte ihm der natürliche Duft seiner Frau gewesen sein. Die Aufforderung: »Wasch dich nicht, ich bin auf dem Weg zu dir!«, ist als Liebesbotschaft des Kaisers überliefert.

Emile Zola, dessen Œuvre reich an Stellen ist, in denen es um das Riechen geht, behauptete, einen derart ausgeprägten Geruchssinn zu besitzen, daß er aus einem Depot von Eisenbahnwaggons exakt jenen herausfinden könne, in dem sich ein junges Paar umarmt hatte.

Im 17. Jahrhundert soll es in Prag einen Mönch gegeben haben, der meinte, Ehebrecherinnen am Geruch erkennen zu können. Damals herrschte die Meinung vor, exzessiver Geschlechtsverkehr bewirke bei den Männern eine Art Samensturz und lasse bei den Frauen die Körpersäfte vollends durcheinandergeraten. Deswegen nannte man die Prostituierten *putains, putanas*, die Stinkenden.

Nicht von ungefähr gilt der Geruchssinn als animalischer Sinn des Menschen: seit jeher wird der scharfe Geschlechtsgeruch als Aphrodisiakum angesehen. Die amerikanischen Sexualforscher Masters & Johnson behaupten, daß bei 80 % jener Patienten, die wegen Frigidität und Potenzstörungen in Behandlung seien, auch der Geruchssinn gestört sei.

Edmond de Goncourt erfindet Chérie, ein junges Mädchen, das vom Duftwahn befallen ist. Mit Hilfe eines Körnchens Moschus hat sie sich den Exzessen verbotener Genüsse hingegeben. Heimlich riecht sie in ihrem Bett daran, bis sie in orgiastische Zuckungen verfällt.

> *ja und dann hat er mich gefragt ob ich will ja sag ja meine Bergblume und ich hab ihm zuerst die Arme um den Hals gelegt und ihn zu mir niedergezogen daß er meine Brüste fühlen konnte wie sie dufteten ja und das Herz ging ihm wie verrückt und ich hab ja gesagt ja ich will Ja.*
>
> *James Joyce, Ulysses*

Die Geschichten von der Verführungskraft des Parfums sind beinahe so alt wie die Substanz selber. Sie reichen von biblischen Mythen über schwülstige Boudoirgeschichten aus der Jahrhundertwende bis zur Werbung unserer Tage.
Marc Anton konnte der Verlockung Kleopatras, die so etwas wie eine antike Duftexpertin war, ebensowenig widerstehen wie Holofernes der Schönheit Judiths. Bevor sie Holofernes aufsuchte, zog sie ihre Witwenkleider aus, legte glitzernden Schmuck an und salbte ihren Körper mit kostbaren Balsamen. Durch Judiths überirdische Schönheit und ihren Wohlgeruch betört, wurde Holofernes zu einem willenlosen Wesen. Er betrank sich sinnlos, sie hieb ihm den Kopf ab.
Irgendwann in den 70er Jahren, ungefähr zu der Zeit, als das Musical *Hair* die Blumenkinder in Scharen anlockte, versuchten ein paar clevere englische Werbeleute, sich die sexuelle Befreiung zunutze zu machen. Sie bewarben ein Parfum mit dem vielsagenden Namen *Affair* mit gewagter Motivik: der Spot zeigte eine fein gekleidete Dame sowie die Rückenansicht eines nackten Mannes.
»Wenn Sie solche Gedanken haben, dann parfümieren Sie sich mit Affair!«, lautete die wohl emanzipatorisch gemeinte Message, die allerdings selbst für das Zeitalter der sexual liberation zu gewagt war. Der Werbespot verschwand so schnell, wie er aufgetaucht war, von der Bildfläche.
Weniger prüde und ihrem Image als Sexsymbol vollauf Genüge tuend, gab sich Marilyn Monroe, als sie eines Tages von einem Reporter gefragt wurde, was sie eigentlich im Bett trage. »Nachts trage ich nichts – außer ein paar Tropfen Chanel No. 5«, sagte Hollywoods traurigste und atemberaubendste Blondine, und in den Köpfen von Millionen von Männern entstanden die verwegensten erotischen Vorstellungen.
In den 80er Jahren regierte die Direktheit. »Work hard, party hard«, sagten die Yuppies. Und was sie sonst noch tun, passiert auch ohne Umschweife, dachten sich wohl die Macher einer Kampagne für *Patou*. Das Werbeplakat zeigte das Profil einer langhaarigen Frau mit halb geöffneten Lippen und geschlossenen Augen. »Wie oft?…«, fragte die Werbung lüstern. Das Parfum

antwortete: »1000 *Jean Patou.*« Ich bin immer bereit, mein Liebling, hieß das, 1000mal, wenn du es willst.

...aus einem Duft einen Tempel der Erinnerung bauen
Paul Valéry

Es gab allerdings eine Zeit, als ein entblößter Frauenfuß genügte, um den Männern das Herz bis zum Hals schlagen zu lassen. Bei manchen reichte schon ein Tropfen Parfum, und sie verloren den Kopf.
Vor mehr als 100 Jahren trieben in Paris die sogenannten *Schnüffler* ihr Unwesen. Auch wenn die Damen hysterisch zu kreischen begannen, wenn sie sich näherten, waren sie doch alles andere als Sittlichkeitsverbrecher. Sie waren Erotomanen, die sich in den überfüllten Gängen der großen Kaufhäuser an Frauen heranpirschten, um für ein paar Sekunden den Duft eines parfümierten Nackens zu atmen.
Ein junger Mann aus bester Gesellschaft soll einmal von einem Parfum, das ihm in der Nähe des Gare Saint-Lazare in die Nase stieg, so betört worden sein, daß er fast den Verstand verlor. Als er sah, daß die wohlriechende Dame den Zug nach Le Havre nahm, stieg er ebenfalls zu. Treu wie ein Hündchen folgte er ihr dort auf den Ozeandampfer. Irgendwann saß er dann ohne einen Penny und von seiner Familie entmündigt in New York fest, ein trauriges Nervenbündel, dem ein Hauch von Parfum den Kopf verdreht hatte.
Ziemlich verrückt, wenngleich nicht existenzschädigend war das, was reiche Männer angeblich manchmal taten, um die Sehnsucht nach ihrer Geliebten, die zur Kur oder ans Meer gefahren war, zu überbrücken. Heimlich gingen sie in eines der Parfumgeschäfte auf den Champs-Elysées, um sich das Lieblingsparfum der Frau ihres Herzens zu kaufen. So konnten sie die Geliebte riechen, auch wenn sie tausend Kilometer weg war.
»Der Geruchssinn ist ein Auge, das die Dinge sieht, wo sie sind – aber auch, wo sie gewesen sind«, schrieb Buffon. Der Geruchssinn, der Sinn der Animalität, der dem tierischen Instinkt am nächsten ist, wurde zum Sinn der Erinnerung sublimiert.

»Der Geruchssinn ist der Sinn der zärtlichen Erinnerungen«, stand 1819 im *Dictionnaire des sciences médicales*, und Charles Baudelaire beschrieb die Frau »als Riechkissen« und »Duftmeer des Waldes«. In einem seiner Gedichte fragt er den Leser, ob er schon einmal »betäubt und genießerisch an einem Säckchen Moschus gerochen« und jenes tiefe, magische Entzücken genossen habe, »wenn uns in der Gegenwart die heraufbeschworene Vergangenheit berauscht«.

Es gibt zahllose Legenden, die von Männern berichten, die sich am Geruch von Kleidungsstücken ferner Frauen betören. Heinrich III. von Frankreich soll zeit seines Lebens einer Dame verfallen gewesen sein, an deren Leibwäsche er einmal, als sie gerade beim Umkleiden war, heimlich gerochen hatte.

In Roger Vadims Film *Sait-on jamais*, »Spuren in die Vergangenheit«, starrt der verlassene Held nach der Trennung nicht mit leeren Augen auf das Foto seiner Freundin, sondern er sucht ihre Duftspuren, riecht ihr Parfum auf dem Bettlaken.

Gustave Flaubert läßt in den Briefen an seine Geliebte Louise Colet ein Geruchspanoptikum aus dem Duft von Pantoffeln, Haarsträhnen und Taschentüchern entstehen. Am 6. August 1846 schreibt er an sie: »Ich lese erneut in Deinen Briefen, ich atme ihren Moschusduft.«

Ein paar Tage später heißt es: »Ich lebe im Traum in den Falten Deines Kleides, in den leichten Locken Deines Haars. Ich habe welche hier! Oh! Wie gut sie duften! Wenn Du wüßtest, wie sehr ich an Deine gute Stimme denke, an Deine Schultern, deren Geruch ich so liebend gern in mich einsauge. Der fingerlose Handschuh ist da. Er riecht wunderbar, mir scheint, daß ich noch immer Deine Schulter und die sanfte Wärme Deines bloßen Arms atme. Sag mir, ob Du Eisenkraut benutzt, tust Du es auf Deine Taschentücher? Tu ein wenig auf Dein Hemd – aber nein, parfümier Dich nicht, das beste Parfum bist Du selbst, die Aushauchung Deiner eigenen Natur.«

Die durch den Geruch eines anderen Menschen hervorgerufene Anziehung oder Abstoßung war nicht nur unerschöpfliches Thema für Literaten, sondern bietet auch Theoretikern, Wissenschaftlern und Metaphysikern ausreichend Stoff.

Am Vorabend der Französischen Revolution entwickelten die Sympathisten die wenig komplexe Theorie, wonach »Männer und Frauen von Teilchen einer unsichtbaren = sympathischen Materie umgeben« sind. Diese wirken auf die Sinne und rufen Zuneigung, Ablehnung, eben Sympathie und Antipathie hervor. Tatsächlich aber braucht man weder literarische Beweisstücke noch Legenden oder Sympathistentheorien. Jeder und jede weiß aus dem eigenen Alltag, wie bedeutend der Geruch für die Attraktivität einer Person ist. »Frauen, die Parfum verwenden, finde ich automatisch erotischer als andere«, bekommt man häufig von Männern zu hören, und Frauen erklären, von Männern, die »diesen eigenartigen strengen Geruch ausströmen« automatisch abzurücken.

Im Orient geben Männer ihren Frauen mit dem Geruchssinn assoziierte Kosenamen. Wer wollte nicht gern von einem, der aussieht wie der junge Omar Sharif, »mein Pfefferminzblättchen« genannt werden?

Vladimir Nabokovs Skandalheld Humbert denkt an seine erste Begegnung mit dem Urbild des Nymphchens, der ewigen Lolita, dem *Feuer meiner Lenden*, mit einer Geruchsmetapher zurück: »Ich erinnere mich an den Duft eines Toilettenpuders – ich glaube, sie hatte ihn der spanischen Zofe ihrer Mutter gestohlen –, ein süßlicher schwacher Moschusduft. Er mischte sich mit ihrem eigenen Biskuitgeruch, und meine Sinne waren auf einmal bis zum Rand gefüllt...«

1. Kapitel

Riechen. Wie funktioniert das?

Die Menschen mögen sich noch so fein waschen, und noch so fein parfümieren – sie stinken.

Samuel Beckett

Ich weiß nicht, ob Sie sich darüber klar sind, aber Sie leben sehr mit Ihrem Geruchssinn. Von allen Sinnen ist er derjenige, den man haben muß, wenn man mit anständigen Leuten zusammenlebt.

Coco Chanel

Angenommen, jemand schüttet in einen See von der 60fachen Größe des Bodensees eine winzige Menge Parfum, sagen wir, etwa einen Kubikzentimeter. Anschließend setzt er Delphine und Lachse wie Spürhunde auf die Fährte des Duftstoffes. Was geschieht?

Dem Delphin, vom Menschen wegen seiner besonders in Fernsehserien unter Beweis gestellten Intelligenz hochgeschätzt, ergeht es wie ungefähr 1,2 % der Menschen in derselben Situation: er riecht gar nichts. Delphine sind *Anosmaten*.

Der Lachs hingegen würde die Fährte zielsicher über eine lange Strecke verfolgen. Lachse sind *Makrosmaten* wie Kaninchen oder Hunde, die ebenfalls zu den Lebewesen mit besonders ausgeprägtem Geruchssinn zählen. Die Fähigkeit des Schäferhundes, Haschisch durch geschlossene Behälter zu erschnüffeln oder nach Stunden die Geruchsspur eines Menschen aufzunehmen, muß dem homo sapiens wie ein unergründliches Rätsel der Natur erscheinen. Der Schäferhund hat 22mal so viele Riechzellen wie ein Mensch und degradiert den Menschen zum *Mikrosmaten*. Der Mensch hat einen *schlechten Riecher*.

Es scheint, als habe sich der Mensch im Verlauf der Evolutionsgeschichte redlich bemüht, den Geruchssinn, den Sinn der Triebhaftigkeit und der Begierde, zugunsten seiner anderen, zivilisierteren Sinne zurückzudrängen. So, als seien Augen und Ohren im Laufe der Menschheitsgeschichte überdimensional groß geworden, die Nase aber zu einem unförmigen Stumpf verkümmert. Vielleicht wollte der Mensch, das selbsternannte höchste Wesen der Natur, gerade mit der Diffamierung des Geruchssinnes seine zivilisatorische Überlegenheit, seine vermeintliche Befreiung vom Animalischen demonstrieren.

Tiere setzen Duftmarken, chemische Markierungen zur innerartlichen Verständigung. Eine Katze, die mit ihrer Flanke das Bein des Menschen umstreift, kennzeichnet ihn mit ihren Duftdrüsen, die Honigbiene markiert ihre Futterquellen, Ameisen lassen Duftstraßen hinter sich, Stinktiere, Wanzen und Küchenschaben sondern Schreckstoffe ab, und der natürliche Duft dient häufig als Sexuallockstoff. Das Schwein, das nach Trüffeln gräbt, tut dies weder Gaults noch Millaus wegen, sondern weil es Geschlechtspartner zu finden hofft. Trüffeln gelten als Aphrodisiakum, weil sie, wie der Achselschweiß des Menschen, das Sexualhormon Androstenol enthalten.

Der Geruch ist eine Botschaft. Der Geruchssinn lehrt uns beispielsweise, daß wir von Bedrohungen umgeben sind. Schließlich wittert man die Gefahr, bevor man sie sieht.

Entwicklungsgeschichtlich betrachtet, ist der Geruchssinn, der olfaktorische Sinn, älter als der optische und der akustische Sinn. Und er ist das *unmittelbarste* Sensorium, ein *Unikum* unter unseren Sinnen. Was geht eigentlich mit unserem Riechapparat vor sich, stößt unsere Nase versehentlich auf Schweißgeruch, der aus einer fremden Achselhöhle strömt?

Die nur rund 5 cm^2 große, im oberen Bereich der Nasenhöhle liegende Riechschleimhaut mit ihren etwa 10 Riechzellen oder Rezeptoren wird dadurch gereizt, daß die Atemluft die Duftmoleküle zu den Rezeptoren transportiert. Der Duft ist also jener Sinneseindruck, der entsteht, wenn Duftmoleküle auf die entsprechenden Rezeptoren in der Nase treffen. Es gibt keine *Relaisstation* zwischen Schleimhaut und Gehirn. Das Riechepithel

ist die einzige Stelle, wo das Zentralnervensystem freiliegt und in direkten Kontakt mit der Außenwelt tritt.
Die Nase ist jenes Sinnesorgan, das am nächsten beim Gehirn liegt. Wahrscheinlich ist der Geruchssinn deshalb in der Literatur immer wieder als Ursprung des Gefühls bezeichnet worden. Jean-Jacques Rousseau sprach von ihm sogar als vom Sinn der Vorstellungskraft und der Wollust, der das Seelenleben weitaus tiefer erschüttern könne als das Gehör.
Die Lehre vom Geruchssinn als dem Sinn der Animalität verbreitete der französische Naturwissenschaftler Buffon schon im 18. Jahrhundert. Riechen und Schnüffeln, so der zivilisatorische Kodex, erinnern an tierische Verhaltensweisen, bezeugen einen Mangel an Raffinement, widersprechen Manieren und *guten Sitten*.
Zahlreiche Redewendungen zeugen hingegen von der großen Bedeutung des Riechens für den Menschen. Macht sich einer aus dem Staub, sagt man »er ist *verduftet*«. »Was er über mich erzählt, ist *erstunken* und erlogen«, redet man dem ehemaligen Geliebten bitter nach.
Schon Schlegel siedelte die Fäulnis in der Nähe der Teuflischen an, und wer vom Gestank spricht, meint auch die Abgründe der Hölle. Das Unrecht *stinkt zum Himmel*. Ein Verbrechen wird *ruchbar*. Jemand hat einen *guten Riecher*. In Berlin ist ein Mädchen mit Klasse eine *dufte Biene*.
Vielleicht ist es sogar so, daß der Ausspruch »jemanden nicht riechen können« durchaus über eine fundierte biologische Basis verfügt. Wissenschaftler haben nämlich herausgefunden, daß Tiere riechen können, welchem Immuntyp ihre Artgenossen angehören. Es gibt Anzeichen dafür, daß es sich beim Menschen ähnlich verhält und die instinktive Abwehrreaktion durch ein Signal via Körpergeruch ausgelöst wird. Die Botschaft lautet: »Vorsicht! Körpergewebe nicht zur Kombination geeignet.« Wobei sich die Menschen, so der Stand der Forschung, ihre erotischen Partner mit Vorliebe unter jenen Artgenossen und -genossinnen suchen, deren Körpergewebsstruktur von der eigenen völlig verschieden ist. Je ähnlicher die Gewebsstruktur, um so wahrscheinlicher die Äußerung, jemanden »nicht riechen zu

können«. Manche Forscher leiten daraus einen archetypischen Instinkt zur Arterhaltung ab.
Der Wissenschaftsjournalist Dieter E. Zimmer glaubt, in den letzten Jahren eine »gewisse Rehabilitation des Geruchssinns« ausmachen zu können. Dieser sei nicht nur durch Patrick Süskinds *Parfum* in die Gefilde der literarischen Bestseller eingegangen, sondern werde zunehmend Tätigkeitsfeld für Wissenschaftler, die den komplizierten Mechanismen der Olfaktion nachforschen.
Der Geschmackssinn, gemeinhin weit über den Geruchssinn gestellt, nimmt sich gegenüber dem Wahrnehmungspotential des Riechorgans wie ein armer Verwandter aus. »Nicht Michelin sollte die Köche prämiieren, sondern Guerlain«, schreibt die französische Bestsellerautorin Françoise Sagan. Auch der sensibelste Gaumen kann nicht mehr als die vier Geschmacksqualitäten sauer, salzig, bitter und süß wahrnehmen. Dem stehen heute über 500000 bekannte Duftkomponenten gegenüber, wovon nur $1/5$ als angenehm empfunden werden. Die in der Parfümerie üblich gewordenen synthetischen Essenzen erlauben eine Verzweigung und Kombination der Duftkomponenten bis ins Unendliche. Die Forscher sind sich nie darüber einig geworden, ob sich die komplizierte Welt des Geruchs auf natürliche *Grundgerüche* reduzieren läßt. Seit Jahrhunderten wird immer wieder versucht, neue Systematiken anzufertigen. Verbindlichkeit zeichnet sie nicht aus, dafür zunehmende Kompliziertheit.
Aristoteles teilte die Gerüche in 6 Gruppen ein: süß, sauer, streng, fett, bitter und stinkend. Rund zwei Jahrtausende später, im 18. Jahrhundert, war der schwedische Naturforscher Carl von Linné noch nicht wesentlich weiter. Er unterschied Gerüche streng hierarchisch und entwickelte eine Skala, die von sehr angenehm bis grauenhaft reichte: aromatisch (Nelke), duftig (Orangenblüte), ambrosisch (Moschus), knoblauchartig, schweißig, abstoßend und ekelerregend (Aas). Das Verzeichnis des im 19. Jahrhundert berühmten Parfümeurs Eugène Rimmel umfaßte 18 Düfte, darunter Rosen, Jasmin, Balsam, Vanille, Curry, Gewürznelken, Kampfer, Zitrone, Pfefferminze...
Eine *Nase*, wie der Parfumcreateur im Fachjargon genannt wird,

ist in der Lage, bis zu 3000 verschiedene Riechstoffe zu erkennen. Außerdem verfügt er (in seltenen Fällen sie, denn Parfümeure sind überwiegend Männer) über eine fast übermenschliche Eigenschaft: nämlich eine Art Geruchsgedächtnis. Eine *Nase* kann sich Geruchskombinationen vorstellen und sie im Kopf behalten.

Normalsterblichen Mikrosmaten fehlt diese Fähigkeit: sie können sich gerade vier bis fünf Düfte merken und sie unterscheiden. Aber eines fällt auch der berühmtesten Nase äußerst schwer: Geruchsnoten in Worte zu fassen. Man behilft sich gerne mit Vergleichen und sagt »das riecht wie…«.

Eine eigenwillige Theorie zur Begründung des unterentwickelten menschlichen Geruchssinnes hat der Sigmund-Freud-Schüler Georg Groddeck entwickelt, der als Begründer der psychosomatischen Medizin gilt. Er geht davon aus, daß bei Kindern gleichzeitig mit der Entwicklung der Intelligenz der Ödipuskomplex auftaucht. Ein Kind von 7 Jahren ist gerade so groß, daß sich sein Kopf auf derselben Höhe wie die Geschlechtsorgane der Eltern befindet. Durch die Heftigkeit des Schocks angesichts des ausgeströmten Geruchs büßen die Kinder den Geruchssinn ein.

Groddeck begründet seine Theorie damit, daß sich Patienten häufig auf Gerüche berufen würden, die sie vor ihrem 7. Lebensjahr wahrgenommen hätten.

Tatsächlich sind Kinder unangenehmen Gerüchen gegenüber viel toleranter als Erwachsene. Während 20- bis 30jährige Schweißgeruch unisono naserümpfend ablehnen, empfinden ihn 75 % der 3- bis 4jährigen als angenehm. Auch Fäkalgeruch stört Kinder bis zum 4. Lebensjahr nicht sonderlich.

Trotz gemeinsamen Kindheitstraumas ist Mikrosmat nicht gleich Mikrosmatin. Frauen haben zum Geruch ein anderes Verhältnis als Männer. Sie haben den »besseren *Riecher*«, da ihr Geruchssinn besser trainiert ist als derjenige der Männer und – sie riechen auch besser. Nicht nur, weil sie auf Körperpflege und Hygiene mehr Wert legen als Männer, sondern offenbar auch von ihrer physiologischen Grundausstattung her. Untersuchungen zweier amerikanischer Forscherinnen zufolge beschrieben

Testpersonen bei Blindtests Gerüche, die von Männern stammten, durchwegs als unangenehmer als weibliche Gerüche. Dabei haben Frauen häufig zu ihren eigenen Körpergerüchen (Menstruationsgeruch, Vaginalsekret etc.) ein negatives Verhältnis, während Männer natürlichen Schweißgeruch gerne als Synonym für Männlichkeit werten.

Aber auch sie wachsen heute, wenngleich zögernd, in den expandierenden Duftstoffmarkt hinein. Die Tendenzmeldung der Marktprognostiker lautet schließlich: »Weg vom natürlich-animalischen Geruch – hin zum kultivierten Duft.«

Die menschlichen Lebewesen mit dem ausgeprägtesten Riechvermögen sind, wie Untersuchungen ergeben haben, junge Frauen um die 20. Im Gegensatz zu älteren Frauen und zu Männern neigt diese Gruppe dazu, konkrete Vorstellungen von einer total bedufteten Welt zu entwickeln.

Einer Untersuchung der Frauenzeitschrift *freundin* zufolge haben Frauen zwischen 20 und 30 Jahren keine Schwierigkeiten, sich künstlich beduftete Autoabgase, Regenwolken und Springbrunnen oder Computer, die »ein bißchen nach Leder« riechen, vorzustellen. Auch wenn sie fürs erste utopisch klingen, liegen die Phantasien der *Alles-Bedufterinnen* näher bei der Realität, als man glauben möchte.

Die künstliche Beduftung von Trivialgegenständen – von Dingen, die nicht unmittelbar mit Wohlgeruch assoziiert werden –, die fast unmerklich fortschreitet, wird unsere Umwelt allmählich unter eine artifizielle Duftglocke stellen.

In amerikanischen Bäckereien gehört der Duft nach frischem Brot, der aus der Retorte kommt, schon zum Alltag; in Tokios Einkaufsstraßen riecht es dezent nach Blüten, weil die Geschäftsleute den Wohlgeruch als verkaufssteigernde Maßnahme entdeckt haben, und in der Pariser Metro soll Veilchenduft zur *rush hour* die Aggression der zusammengepferchten Passagiere dämpfen.

Duft verändert die Stimmung. Lavendel belebt, Rose beruhigt und Minze stimuliert, muntert auf. Parfum kann aber auch über die wahre Beschaffenheit eines Gegenstandes hinwegtäuschen. Den herrlich nach Leder duftenden Sitzen eines schnittigen Wagens wird man ihre Plastikkonsistenz eher verzeihen als einer klinisch steril riechenden Garnitur.

»Grundsätzlich«, sagt Catherine Discet von *International Flavours and Fragrances*, dem weltweit größten Hersteller synthetischer Duftstoffe, »kann man alles parfümieren – alles außer Glas.« Die große Entdeckung der letzten Jahre heißt *Polyplastiques*. Diese Kügelchen können jede Art von Parfum absorbieren, so daß jedes Produkt, eingeschlossen künstliche Blumen, aromatisierbar wird.

Auf dem Markt gibt es mittlerweile duftende Tinte, wohlriechende Kissen, Tapeten, Kerzen sowie *Cherry Merry Muffin*, eine Duftpuppe, die nach Banane, Apfel oder Schokolade riecht. Bei Kindern sind Lebensmittelgerüche *die* Renner. Manche Kinder mochten den Geruch ihres nach Erdbeer oder Vanille riechenden Radiergummis so sehr, daß sie das Ding aufaßen.

In den USA machen Geruchswerbungen Furore. Vor allem die Getränkeindustrie hat die neuartige Werbemethode entdeckt. Man muß nur ein wenig an der Anzeige in der Hochglanzzeitschrift kratzen, und schon riecht es nach Martini oder Whiskey. Das Geruchsreklamefieber hat schon zu Protesten von allergieanfälligen Lesern geführt, so daß sich die amerikanische *Vogue* entschloß, pro Ausgabe nur zwei Seiten für Geruchswerbung zu reservieren.

Aber auch Personalmanager haben die günstige Wirkung der Düfte längst entdeckt. Forscher haben herausgefunden, daß sich die Arbeitsleistung in Büros um 10% steigern läßt, wenn belebender Pinien- oder Lavendelduft versprüht wird. Durch den höheren *output*, den die Arbeitskräfte zu leisten imstande sind, amortisiert sich die Installierung einer Beduftungsanlage im Handumdrehen.

Duft verkauft! Das wissen Marketingexperten schon lange. Eine Skaijacke, die nach Leder duftet, verkauft sich besser als eine, die nach billigem Plastik riecht. Man verschickt heute parfümierte Mailings und versprüht in Telefonkabinen Düfte, die an die frische Meeresbrandung erinnern.

Auch vor der Kultur macht die Tendenz zur Allesbeduftung nicht halt. Aldous Huxleys Geruchskino ist bereits Wirklichkeit geworden: John Waters verteilte zur Premiere seines Films *Polyester* Karten mit Mikrogeruchskapseln an die Zuschauer. Heute bedarf es keines avantgardistischen Regisseurs mehr, so manch cleverer Kinocenterbesitzer hat die emotionsverstärkende Wirkung von Düften längst erkannt.

Es scheint, als würde man sich gegen Ende des 20. Jahrhunderts einem verzerrten Spiegelbild der Zustände zur Zeit Ludwigs XIV. annähern. Damals bekämpften die Wohlhabenden den natürlichen Gestank mit schweren Parfums, heute sind opulente Düfte verpönt, dafür hüllt sie die ganze Welt in eine dezente Wolke aus Chemie.

2. Kapitel
Parfum und Geschichte

Die Geruchswelt der Antike

Am Anfang seiner Geschichte war das Parfum Sache der Priester und nicht der Frauen. Es galt als Göttergabe. Im alten Ägypten brachte man es dem Sonnengott Ra auf Altären in Form von Gewürzen und Aromaten dar, die die Form von Schwänen oder runden Pastillen hatten. Seine Entdeckung dürfte einem Zufall zu verdanken sein: irgendwann beim Verbrennen von Hölzern muß einer unserer Vorfahren bemerkt haben, daß diese einen angenehmen Duft verströmen. Deswegen bildet das lateinische *per fumum* = »durch Rauch« die etymologische Basis des Wortes Parfum. Erst seit dem 18. Jahrhundert wird es mit Wohlgeruch gleichgesetzt. Die Menschen des Altertums waren von der mystischen Vorstellung beseelt, ihre Gebete würden, von Düften begleitet, »wie auf blauen Kränzen schwebend«, schneller den Himmel erreichen. Abgesehen davon war das Parfum der Geruch der Göttinnen. Aphrodites Erscheinen etwa begleitet in der antiken Literatur der »himmlische Wohlgeruch rosenduftender Salben«.

Die heiligen Riten wurden mit der Zeit langweilig, und das Parfum begann bei profaneren Sitten eine Rolle zu spielen. Es wurde, so der Altertumsforscher und Parfümeur Eugène Rimmel in seinem berühmten, 1864 erschienenen *Buch des Parfums* feierlich, »von all den verschiedenen Nationen studiert, die nacheinander das Zepter Zivilisation trugen«. Ägypter, Juden, Assyrer, Griechen, Römer und Araber – sie alle bedienten sich schon früh des Parfums auf eigene raffinierte Weise.

Wer sich in Ägypten eine Einbalsamierung erster Klasse, auch

Osiris-Art genannt, leisten konnte, gehörte zu den Spitzen der Gesellschaft. Die Darstellung des Rituals, das mit der reichlichen Verwendung von Parfum einherging, liest sich freilich so schaurig und makaber, daß es geradezu vom Horror-Spezialisten Clive Barker stammen könnte.

Der tote Körper wurde zuerst von innen her mit Duftstoffen aufgefüllt. Dann zog man das Gehirn durch die Nasenlöcher heraus und füllte den Kopf mit Drogen. Dann fügte man dem Toten mit einem scharfen Stein einen Schnitt an der Seite des Rumpfes zu, entfernte die Eingeweide und füllte die Höhlung mit Myrrhe und anderen Duftstoffen. Der so präparierte Leichnam wurde zugenäht und 70 Tage lang in Natron gelagert, dann mit Leinenbinden umwickelt, die mit Gummiharz bestrichen waren, und anschließend in einen dem menschlichen Körper nachgeformten Sarg gelegt. Bei allerhöchsten Personen wurden die Eingeweide in duftstoffgefüllten Urnen aufbewahrt.

Bei der Einbalsamierung zweiter Klasse wurde dem Leichnam lediglich Zedernöl injiziert. Das Parfum galt als so wesentlicher Bestandteil der Bestattungszeremonie, daß bei Armenbegräbnissen Parfumflaschen auf die Särge aufgemalt wurden, um über das Fehlen der echten Duftstoffe hinwegzutäuschen.

Unter der neuseeländischen Urbevölkerung hielt sich lange Zeit ein ähnlich grausam wirkender Einbalsamierungsritus. Die Häupter der Noblen wurden nach Entfernung des Gehirns mit Blumen gefüllt, im Ofen gebacken und schließlich an der Sonne getrocknet. Die Köpfe wurden in mit Öl parfümierten Körben aufbewahrt. Bei wichtigen Anlässen nahm man sie heraus, schmückte sie mit Federn und beweinte sie.

Kehren wir aber in die Antike zurück, so entdecken wir, daß das Parfum bald dem Reich der Toten entrissen und rein hedonistischer Verwendung zugeführt wurde.

Die Ägypter mit ihrem kahlgeschorenen Schädel und glattrasierten Kinn salbten mit Vorliebe ihre Perücken, während die Römer, die den kostbaren Safran als Essenz bevorzugten, so ziemlich alles parfümierten, was ihnen unter die Finger kam. Sie imprägnierten ihre Bäder, Kleider, Betten, die Wände ihrer Häuser und sogar Militärfahnen mit Düften. Einige trieben es so

weit, daß sie ihre Pferde und Hunde mit parfümierter Salbe einrieben. Gelegentlich wurde sogar der Wein parfümiert, so daß der Rebensaft mehr nach Weihrauch als nach vergorenen Trauben schmeckte.
Die Griechen neigten zur Verklärung und erhoben den Duft in den Rang eines Heiligtums. Der Wohlgeruch kam von den Göttern, er begleitete sie auf all ihren unerforschlichen Wegen und konnte gegebenenfalls als Zaubermittel eingesetzt werden. Als Phaon, der Steuermann von Lesbos, einmal eine geheimnisvolle Passagierin beförderte, ging diese nicht ohne Dank von Bord. Die Dame – es war Aphrodite, die Liebesgöttin – schenkte ihm eine wundersam duftende Essenz, die seinen Zügen ihre Grobheit nahm und sie in ein so schönes Antlitz verwandelte, daß sich Sappho Hals über Kopf in den Steuermann verliebte.
Nicht ohne Grund galten bei den Griechen die mit der Zubereitung von Parfums betrauten Personen – es waren zumeist Frauen – als Zauberer. Sie stellten kein Parfum im heutigen Sinn her, sondern zerrieben aromatische Substanzen pflanzlicher Herkunft zu Ölen.
In ihrer der Sagenwelt enthobenen, profanen Funktion waren die Duftstoffe Heilmittel. (Das blieben sie auch für spätere Jahrhunderte: Im Europa des Mittelalters etwa meinte man, Düfte zur Bekämpfung der Pestepidemie einsetzen zu können.) Anakreon empfahl, die Brust als den Sitz des Herzens mit Salben einzureiben. Nicht zuletzt hielten die Griechen Duftstoffe für ein probates Mittel gegen Kater. Sie schworen darauf, daß sich damit die schlimmen Nachwirkungen nach dem Genuß größerer Mengen Weins verhindern ließen. Bei opulenten Banketten schwebten parfümierte Tauben über den Köpfen der Eingeladenen, berichtet der griechische Schriftsteller Xenophon.
Der gesellschaftlich hoch stehende Römer muß ein eitler Tropf gewesen sein, denn Sueton berichtet von Kaiser Otho, er sei ein so glühender Anhänger der Parfümeurskunst gewesen, daß er selbst auf Feldzügen zur Verschönerung seines Teints ein komplettes Arsenal von Essenzen und Kosmetika mit sich führte. Daß Nero zum Begräbnis seiner Frau Poppäa mehr Räucherwerk verbrennen ließ, als Arabien in 10 Jahren produzieren

konnte, gehört zu den einschlägigen Mythen der Parfumhistorie.
Die Römer verteilten wohlriechende Salben nicht nur auf dem Haar, sondern auch auf den Fußsohlen. Dies bewies allerdings nicht Originalität, sondern, wie meist bei den Römern, Imitation griechischer Kultur. Schon von den Epikuräern ist bekannt, daß sie für jeden Körperteil einen eigenen Duft parat hielten. Bei Antiphanes findet sich eine detaillierte Beschreibung einer solch komplizierten Beduftungsprozedur: »Er taucht seine Füße und Beine in schwere ägyptische Salben; Kiefer und Brust reibt er mit zähflüssigem Palmöl ein, und beide Arme mit einem nach Minze duftenden Auszug, Augenbrauen und Haar mit Majoran, Knie und Nacken mit einer Essenz aus zerstoßenem Thymian.«
Die eigentlichen großen Revolutionäre der Parfümeriekunst waren die Araber, denn sie taten den entscheidenden Schritt, der letztlich zu unserer modernen Parfümeriekunst führte. Die Rede von Arabien als dem *Land der Düfte*, die Lobpreisung der *Düfte Arabiens, der Gesegneten* war gängige Altertumslegende gewesen. *Felix Arabia*, der heutige Jemen, war wegen seiner Produktion von Weihrauch eine der reichsten Regionen der Antike. Von da an hielt sich diese Tradition bis zu den großen Reichen der Kalifen. Um das Jahr 1000 waren die Araber quasi Monopolisten über den Handel mit Gewürzen und Aromaten.
Den Ruhm, auf diesem Gebiet Revolutionäres geleistet zu haben, verdanken sie paradoxerweise einer Substanz, die ihr heiliges Buch, der Koran, strengstens verbietet: dem Alkohol. Auch wenn die lösende Kraft des Alkohols zumindest partiell schon von den Ägyptern und Byzantinern erkannt worden war, das erste Parfum im modernen Sinn stellte der im 10. Jahrhundert lebende Arzt Avicenna her, einer der größten Geister der damaligen arabischen Welt. Er war der erste, der Rosenwasser erzeugte, indem er ätherisches Öl aus den Blüten isolierte.
Der Weg von verbrannten Hölzern und zerriebenen Ölen zu alkoholischen Lösungen und somit flüssigen Parfums wurde so allmählich geebnet.

Der Beginn der modernen Parfümerie

Die Kreuzfahrer brachten das Parfum von ihren Feldzügen mit und machten es in Europa heimisch. Man benetzte damit den Boden und sprengte es auf den Rosenkranz. Den Beruf des Parfümeurs, wenngleich häufig als Nebengeschäft, gab es in Frankreich schon im 12. Jahrhundert, denn aus dieser Zeit sind die ersten Konzessionen bekannt. Parfums in unserem heutigen Sinn, alkoholische Parfums, tauchten in Europa erst im 14. Jahrhundert auf. Um das Jahr 1200 herum handelten die französischen Kurzwarenhändler vorwiegend mit Riechsäckchen und duftenden ausgestopften Ziervögeln.

Als die Lösungsfähigkeit des Alkohols endlich verbreitete Erkenntnis geworden war, versuchte man sich in der Herstellung von Lavendel- und Rosmarinwasser. Als Hommage an das neue Luxusprodukt soll Philipp der Gute an seinem Hof eine Rosenwasser pissende Knabenstatue haben errichten lassen.

Im 14. Jahrhundert entstand das erste moderne Parfum, eine Mischung aus ätherischen Ölen und Alkohol: *Eau d'Hongrie*, »Ungarnwasser«. Die eingangs erwähnte Legende von der 72jährigen – dank Parfum erfolgreich verführenden – Elisabeth von Ungarn ist für jene Zeit belegt.

Dieses erste, auf einer Alkohollösung basierende europäische Parfum war seiner Substanz nach im wesentlichen Rosenwasser mit Rosmariningredienzien. Auf Jahrhunderte hinaus sollte diese frühe Vorläuferin unseres heutigen Kölnischwassers tonangebend bleiben.

Die mittelalterlichen Alchimisten und die Mediziner der Spätrenaissance beschäftigten sich intensiv mit dem enormen medizinischen und pharmazeutischen Wissen der Antike, das vor allem

von den Arabern bewahrt worden war. Unzählige Schriften wurden übersetzt und konnten dank Gutenbergs junger Kunst des Buchdrucks allgemein verbreitet werden. Das erste europäische Handbuch der Destillation erschien im Jahr 1500 in Straßburg. Aber *das* europäische Zentrum der Parfümeurskunst lag damals in Italien. Venedig galt als der wichtigste Umschlagplatz für Gewürze und Aromastoffe. Dort veröffentlichte 1555 ein gewisser Rosetti, der vorher schon Werke über die Kunst der Gerberei und Färberei publiziert hatte, die erste europäische Abhandlung über die Parfümeurskunst: *Notandissimi Secreti del'Arte Profumatoria*. Es war ein Buch wie ein Paukenschlag. Immer wieder neu aufgelegt wurde es zum Klassiker und Vorbild sämtlicher Lehrbücher, die in den nächsten zwei Jahrhunderten entstanden. Es mag seltsam klingen, aber dieses Standardwerk listete ziemlich genau jene Produkte auf, die auch die großen Parfümeriehäuser des 19. Jahrhunderts in ihren Katalogen führten: Duftwässer, Parfumkompositionen, Zahnpasten, Mundwässer, Puder, Toiletteessig, Seifenkugeln in allen Farben und verschiedenen Duftnoten, flüssige Seifen und Kosmetika. In den vier folgenden Jahrhunderten passierte im wesentlichen nichts anderes, als daß diese Palette, auf der Produkte auf Alkoholbasis einen immer größeren Platz einnahmen, erweitert und perfektioniert wurde. Die ewige Variation des Grundthemas sollte erst mit Monsieur François Coty einer neuen Idee weichen.
In anderer Hinsicht – nämlich wirtschaftlich, sozial und produktionstechnisch gesehen – war der Aufstieg des Parfums im Abendland ein wesentlicher Teil der allgemeinen zivilisatorischen Entwicklung. Die Parfümeure emanzipierten sich von den Apothekern, den Friseuren und Kurzwarenhändlern und wurden zu einem eigenen geachteten Berufsstand. Die Parfümerie war immer eine Cousine der Pharmazie. Aber viele Pflanzen, aus denen man wohlriechende Öle destillieren kann, sind für Mediziner bedeutungslos: sie riechen nur gut, besitzen aber keine Heilkraft. Für diese interessierten sich bald die Fabrikanten und Parfumhändler. Es war charakteristisch, daß in der Renaissance der mittelalterliche Ausdruck *Balsam* endgültig durch das neuzeitliche *Parfum* ersetzt wurde. Der Wohlgeruch verließ die Stu-

ben der Apotheker. Salbenbereiter, Apotheker und Parfümeur war lange Zeit ein und derselbe Beruf gewesen. Aber auch zu den Seifensiedern, den Friseuren und den Kurzwarenhändlern – sie alle handelten mit duftenden Dingen – standen die Parfümeure zeitweise in professioneller Beziehung. Bis sie sich von diesen Berufsständen lösten, um sich einem sehr lukrativen Metier anzuschließen: dem Handschuhmachen.
Die Entscheidung war kommerziell wohlüberlegt und gewinnversprechend, denn der Handschuh nahm unter allen Lederaccessoires, die der italienische Hof in die Mode eingeführt hatte, einen hervorragenden Platz ein. Er war zur hauptsächlichen Insignie der italienischen Aristokratie geworden. Dem Material haftete aber der herbe Geruch der Gerbstoffe an. Um ihn zu überdecken, bedurfte es der Parfümeure.
Als die Renaissance ihrem Ende zuging, verlagerte sich die politische Macht von den Mittelmeerländern weg in Richtung Nord- und Zentraleuropa. Der Stern Englands und der Niederlande ging auf, die Deutschen und die Franzosen gewannen an Einfluß. Hinter Katharina von Medicis Heirat mit dem Bourbonen Heinrich II., dem Herzog von Orleans, steckte ein klares Kalkül, eine fast schon habsburgische Heiratspolitik. Auf das Konto der Königin ging nicht nur die blutige Bartholomäusnacht des Jahres 1572, Katharina trug auch dazu bei, den sukzessiven Aufschwung Frankreichs zur Parfumgroßmacht voranzutreiben. Der französische Hof wurde langsam kulturell tonangebend in Europa. Katharina von Medici hatte einen stattlichen florentinischen Anhang mit nach Paris gebracht. Innerhalb der oberitalienischen Gemeinde an der Seine nahmen die Parfümeure einen hervorragenden Rang ein. Und sie versorgten die Damen und Herren des Hofes nicht nur mit Wohlgerüchen. Ein Florentiner namens René soll sich neben den Düften besonders auch auf Gifte meisterlich verstanden haben. Katharina von Medici bediente sich einige Male seiner Kunst, um ihre Feinde aus dem Weg zu räumen: durch mit Gift präparierte parfümierte Handschuhe.
Der Laden des ominösen René lag auf der Pont-au-Change. Diese berühmte Pariser Brücke galt lange als das Eldorado der

Parfümeure und mithin als eine der feinsten Adressen von Paris. Eugène Rimmel hat dem ersten Kapitel seines Klassikers der Parfum- und Toilette-Geschichte, dem 1864 erschienenen *Buch des Parfums*, eine charakteristische Abbildung vorangestellt. Der düstere zeitgenössische Stich einer engen Pariser Gasse zeigt den *Laden des Parfumeurs René auf der Pont-au-Change*. Patrick Süskind hat einen Teil der Handlung seines Bestsellers *Das Parfum* ebenfalls auf der berühmten Brücke, »welche das rechte Ufer der Seine mit der Ile de la Cité verband«, angesiedelt: Giuseppe Baldini, Parfümeur, Handschuhmacher und Lehrmeister des tragisch-monströsen Helden Grenouille, hatte dort seinen Laden, bevor dieser von den Fluten der Seine verschlungen wurde.

Paris – ein Amphitheater der Latrinen. Der starke Duft des 17. Jahrhunderts

Unter den noblen Damen machte im 16. Jahrhundert ein extravagant geformter Duftspender orientalischen Ursprungs Furore: der Pomander. Dieses meist aus Gold hergestellte Gefäß sah aus wie eine Orange, war von oben zu öffnen und hatte sechs Duftkammern. Jedes dieser Reservoire enthielt einen bestimmten Duftstoff. Kügelchen aus Gartenerde wurden mit Rosenwasser, Amber, Moschus, Zimt und Kampfer angereichert. Sie dienten nicht nur dem Schutz vor Epidemien, sondern verhießen gleichzeitig, man würde so lieblich duften »wie einer Dame Schoßhündchen«.

Die französische Parfümerie, die leichte, diskrete Düfte bevorzugt hatte, wurde durch die starke florentinische Phalanx italisiert. Die italienische Mode, die Lederpartien der Kleidung und die Accessoires besonders stark zu parfümieren, tat ein übriges zur Durchsetzung der starken Essenzen. Fächer und Spitzentaschentuch wurden als aufdringlich riechende Accessoires der letzte Schrei. Von Madame de Sévigné ist bekannt, daß selbst ihr Briefpapier eine intensive Geruchsnote verströmte.

Aber die neue Penetranz war nicht nur der Mode zu verdanken. Sie war auch konkurrenzloses Mittel gegen den Gestank von Paris. Der Schlamm schien jeden Augenblick überzuborden, Zeitgenossen nannten die Stadt ein »Amphitheater der Latrinen«. Egal, wo man hinging, die widerwärtigen Duftschwaden wehten einem gnadenlos ins Gesicht. Die Orte, an denen sich die Notablen aufzuhalten pflegten, blieben keineswegs verschont.

Im Justizpalast, im Louvre, in den Tuilerien, in der Oper stank es wie in der Bedürfnisanstalt. Sogar im prunkvollen Versailles befand sich die Kloake gleich neben dem Palast. »Die Zuwege, die

Innenhöfe, die Nebengebäude und die Korridore sind voller Urin und Fäkalien; am Fuß des Ministerflügels schlachtet und brät ein Fleischverkäufer jeden Morgen seine Schweine, die Avenue de Saint Cloud ist bedeckt mit moderndem Schlamm und toten Katzen. Exkremente werden am Hof Ludwig XIV. zum Gesprächsthema, man sieht auf den Grund der Abzugsgräben, Kloakenfeger werden zu Bühnengestalten«, heißt es drastisch in Alain Corbins Geschichte des Geruchs, *Pesthauch und Blütenduft*.

Die katholische Kirche schien weder dieser katastrophale hygienische Zustand noch die Tatsache, daß der Mensch im Naturzustand ohnehin nicht gut riecht, zu kümmern. Es war das Konzil von Trient gewesen, das aus moralischen Gründen ein öffentliches Badeverbot verhängt hatte und damit den Aufstieg einer neuen Gestankbarbarei beförderte. Mangelnde Sauberkeit und der Rückgriff auf starke Düfte zur Übertünchung der eigenen Körpergerüche waren die Folge. Die Fabrikation flüssiger und fester Seife stieg ständig, die Wäsche wurde häufig gewaschen und parfümiert, um die Gerüche und die Flöhe daraus zu vertreiben.

In manchen hochgestellten, aber nichtsdestoweniger äußerst hartnäckigen Fällen half das alles nichts. Heinrich IV. von Frankreich soll einen derart bestialischen Geruch verströmt haben, daß seine Zeitgenossen schockiert zurückwichen. Vom Sonnenkönig Ludwig XIV. war schon eingangs die Rede.

Der zweite Grund für den Aufstieg der schweren, intensiven Parfums basierte auf einem Mißverständnis: seit der Antike hatten die Ärzte – ohne genaue Begründung – die These von der antibakteriellen Wirkung bestimmter Öle verfochten. Je heftiger jemand roch, glaubte man, um so eher sei er gegen Pest, Typhus und Cholera gewappnet. Aber auch natürlich zustande gekommener Leibgeruch wurde als Anti-Pestmittel angesehen. Wasser hingegen galt als möglicher Krankheitserreger. Gründliche Säuberungen führten zu Krankheiten, meinte man und trug statt dessen Riechkapseln in der Tasche oder hängte sich Amulette aus Kampfer um den Hals. Die Beräucherung mit Duftstoffen wurde auch als therapeutisches Verfahren gegen Hysterie angewandt.

Die Französische Revolution und Parfum. Der Geruch entscheidet über Kopf und Kragen

Der Hang zum opulenten Parfum, die Huldigung an eine schwere, drückende Ästhetik, war zugleich letzte absolutistische Machtdemonstration. Denn der Aufstieg des Bürgertums bereitete nicht nur die Französische Revolution vor, sondern war Teil einer allgemeinen Abrechnung mit der puren royalen Künstlichkeit. Nun kamen liebliche, zarte *bürgerliche* Blütendüfte in Mode.

Schon von der Mitte des 18. Jahrhunderts an gerieten schwere Gerüche in Mißkredit. Hatte man sich vorher nicht gescheut, für die Herstellung des *Eau des mille fleurs*, des »Tausendblümchenwassers«, Fäkalien zu verwenden, begann die Körperhygiene nun auch in den oberen gesellschaftlichen Kreisen ihren Siegeszug.

Starke Gerüche, erkannte man mit einem Mal, ließen auf mangelnde Sauberkeit schließen und waren nach den neuen Prinzipien der Reinlichkeit verpönt.

Eine berühmt-berüchtigte Königsmaitresse war es, die sich als erste mit dem neuen Schönheitsideal hervortat. Madame Dubarry verhalf dem dezenten Stil zum Durchbruch und besprühte sich mit *Kölnischwasser*, das französische Soldaten aus dem Siebenjährigen Krieg aus Deutschland mitgebracht hatten. Johann Maria Farina hatte sich 1709 in Köln niedergelassen und dort mit der Herstellung des legendären *Eau de Cologne* begonnen. Es enthält ungefähr 2–4 % der ätherischen Öle von Bergamotte, Zitrone, Orange, Neroli, Lavendel und Rosmarin. Ursprünglich war es als Gesundheitswässerchen zur innerlichen Anwendung bestimmt gewesen. Aber nun traf es in seiner Dezenz und geringen Konzentration exakt den Geist der Zeit, der sich gegen Luxus und Künstlichkeit wandte. Die Kampagne gegen das Degenerierte stand symbolhaft für den Auftieg der bürgerlichen Mentalität. Das Natürliche wurde zur Parole, und in seinem Gefolge verbreitete sich die revolutionäre Gepflogenheit, Gesicht, Hände und Füße und von Zeit zu Zeit sogar den ganzen Körper zu waschen.

Im Rokoko gewann die Leichtigkeit die Oberhand. Moschus und Zibet mußten floralen Bouquets weichen. Mit den schweren Düften verschwindet auch die mangelnde Hygiene allmählich. Eine Ära der Sauberkeit bricht an. Es ist die Zeit der Flakonkoffer, der Taschennecessaires, die einen kleinen Trichter zum Selbermischen der Essenzen enthalten.

Marie-Antoinette liebte leichte blumige Parfums, besonders den Duft von Veilchen. Der Hof teilte ihren Geschmack, war aber schon längst nicht mehr allein tonangebend. Am Vorabend der Revolution war die Bourgeoisie reich, mächtig und selbstbewußt genug, um ihre eigenen Geschmacksnormen zu definieren.

Die ersten Parfümeriehäuser wurden gegründet: L. T. Piver, Houbigant, Lubin. Bescheidene Niederlassungen waren es, die die späteren Parfumimperien nicht erahnen ließen. Jean-François Houbigant zum Beispiel, der Sohn eines Haushofmeisters im Faubourg Saint-Honoré, war 23 Jahre alt, als er 1775 in der Rue Saint-Honoré Nr. 19 seinen kleinen Laden aufmachte, in dem er Parfums und Handschuhe feilbot. Seiner Firma war noch eine große Zukunft bestimmt, zunächst allerdings kamen schlechte Zeiten für Parfümeure. Die Französische Revolution kannte keinen Spaß, und das Parfum wurde zum gefährlichen Ausweis der politischen Gesinnung. Während der Schreckensherrschaft galt als kategorischer Imperativ: Ein Sansculotte parfümiert sich nicht! Ein Bürger, der gut roch, war verdächtig, wer sein Haupthaar puderte, erst recht. Man riskierte die Guillotine, wenn man ein mit Lilienessenz oder dem Wasser der Königin getränktes Taschentuch benutzte. In der Restauration erfuhren deftige Geruchsnoten ihre Rehabiliation. Man bevorzugte Moschus und Zibet, die intensiven, in Überdosierung fäkalisch riechenden Duftstoffe tierischen Ursprungs und roch sogar noch stärker als zur Zeit Ludwigs XVI. Napoleon trank nicht nur gelegentlich ein Fläschchen Eau de Cologne (es war ursprünglich ohnehin als Medizin gedacht gewesen). Er ließ sich auch jeden Morgen ein kleines Fläschchen Eau de Cologne über Kopf und Schultern gießen. Bonaparte hatte anscheinend ohnehin eine ausgesprochene Neigung für das Intensive. Die exzessive Vorliebe seiner Gattin Josephine für Moschus, Ambra und Zibet ist legendär. Um sich ihrem kaiserlichen Gemahl für alle Zeiten ins Gedächtnis zu prägen, soll sie ihr Boudoir im Schloß Malmaison derart in Moschus getränkt haben, daß den Räumen noch 60 Jahre später der Geruch anhaftete.

Josephine mit ihrer Vorliebe für schwere Düfte unternahm einen vergeblichen Rettungsversuch für den opulenten vorrevolutionären Lebensstil. Das 18. Jahrhundert war für das bürgerliche 19. Jahrhundert verloren. Auch durch den Verzicht auf schwere Düfte suchte das erstarkende Bürgertum seine moralische Überlegenheit gegenüber einer dekadenten Aristokratie auszudrükken.

Die Parfümeure lebten überwiegend von ihrer Klientel aus der demi-monde. Die Edelkokotten aus dem Maxim oder dem Café de Paris waren die beste Kundschaft. Sie rochen mindestens so grell, wie ihre Gesichter bemalt waren, und die Bürger fanden, durch derart exzessiven Gebrauch seien die Duftwässerchen erst recht moralisch in Mißkredit geraten. Denn ausstehen konnte die Bourgeoisie die Wohlgerüche aus der Flasche ohnehin nicht. Lavendel- und Rosmarinwasser taten es auch, befand man. Hatte doch ein exzessiver Liebhaber wie Casanova auch nur zu lieblichem Rosenwasser gegriffen, wenn ihm danach war, einen nackten Frauenkörper mit Parfum zu beträufeln.

L'âge d'or. Im 19. Jahrhundert stand die französische Parfumkultur im Zenit

Das 19. Jahrhundert war das goldene Zeitalter der französischen Parfümerie. 1828 eröffnete ein junger Mann namens Pierre-François Pascal Guerlain einen Laden in der Rue de Rivoli, wo er Pomaden, Zahnpasten, Seifen, Toiletteaccessoires, Haarbürsten und Parfums verkaufte. Aus dem kleinen Ort Abbeville war der junge Guerlain nach England aufgebrochen, um dort Medizin und Chemie zu studieren. Als er sich in Paris niederließ, war in der französischen Hauptstadt gerade alles Mode, was von der britischen Insel kam. Also verlegte sich Guerlain zunächst aufs Importieren und schaffte *Wales' Bouquet* und *Royal Extract of Flowers* nach Frankreich.

Guerlain hatte ein gutes Auge für gesellschaftliche Veränderungen. Der Blick für den gigantischen Markt, der sich der Parfümerie durch den gesellschaftlichen Aufstieg des Bürgertums erschloß, führte ihn zu seiner Königsidee: die Spitzen der Gesellschaft sollten ihr Parfum bei Guerlain kaufen, aber sie sollten nicht die einzigen sein, die kamen. Auf die Dauer hatte nur der Parfümeur eine Chance, dessen Produkte auch von einem größeren Publikum angenommen wurden. Allein mit der Elite war nicht mehr viel Staat zu machen.

Bald wußte halb Paris, daß in der Rue de Rivoli der gute Geschmack zu finden war, und die Autoritäten der Salons wie der Marquis de Girardin und Lord Seymour gaben sich die Klinke in die Hand.

Mittlerweile war der erfinderische Guerlain vom Import vorgefertigter Produkte gelangweilt, und er begann mit eigenen Duftbouquets zu experimentieren. Er wollte seine medizinischen und chemischen Studien nicht umsonst betrieben haben. Irgendwo

zwischen Avenue Kléber und Place de l'Étoile besaß er ein winziges Labor, wo er eigenhändig Kräuter und Pflanzen destillierte.
Er arbeitet nach Auftrag, und seine Spezialität war die strikt individuelle Duftkomposition. So erhielt er häufig Aufträge, sich ein Parfum für eine bestimmte Frau oder für einen einzigen Abend auszudenken.
1842 wurde Guerlain zum Lieferanten der Herzogin von Baden-Württemberg und Ihrer Majestät, der Königin von Belgien. Sein Ruhm wuchs stetig, die Mundpropaganda unter höchsten Häuptern tat ein übriges. Vom Prince of Wales bis zum Zaren Ferdinand von Bulgarien suchte man die Rue de la Paix auf, wo der Parfümeur neuerdings residierte, und erstand *Parfum impérial, Bouquet de Napoléon* oder *Bouquet du Prince Impérial.*
So ausufernd sich der wirtschaftliche Erfolg einstellte, so beengt war der Maitre-Parfümeur in seiner Kreativität. Moral und Konvention legten seiner Phanstasie eiserne Fesseln an.
1833 hatte Madame Celnart, eine der schmallippigen, unerbittlichen moralischen Autoritäten ihrer Zeit, im *Manuel des Dames* ein Machtwort in Sachen Parfumkultur gesprochen. »Starke Düfte wie Moschus, Amber, Orangenblüten, Tuberose und andere sind absolut verboten«, hieß es kurz und knapp. Gerade noch erlaubt waren ein paar Tropfen Eau de Cologne, die sich das tugendhafte Fräulein auf die Bluse oder die Strümpfe träufeln durfte.
Zwischen 1830 und 1870 war es undenkbar, Parfum direkt auf die Haut aufzutragen. Außer Toilettewasser und Eau de Cologne war nichts erlaubt.
»Reinlichkeit ohne Affektiertheit, natürliche Eleganz und Grazie des Körpers und Geistes«, lautete das Ziel der Körperpflege, wie es Comtesse de Bradi in *Le manuel du savoir-vivre au XIX siècle* festschrieb.
In dieser strengen Kultur störte das konzentrierte Parfum wie ein ungebetener Gast. Auf Handtüchern, Jackentaschen oder auf der um ein Ballbouquet gewickelten Spitze war es tolerabel. Sie wirkten als Filter, nahmen dem Parfum seine wegen seiner Amoralität gefürchtete Intensität. Handschuhe und Pantoffeln

gehörten ebenfalls zu den favorisierten Duftträgern dieser Jahre.

»Ich ergehe mich in beschaulichen Betrachtungen Deiner Pantoffeln, des Taschentuchs, Deiner Haare, des Portraits, ich lese erneut in Deinen Briefen, ich atme ihren Moschusduft«, schrieb Gustave Flaubert 1846 an seine Geliebte Louise Colet.

So zurückhaltend die Düfte zu sein hatten, um so phantasievoller und girlandesker ausgeschmückt waren oft ihre Namen. Ein Zahnweiß von Guerlain hieß beispielsweise *Véritable trésor de la bouche*, »echter Mundtresor«. Der berühmte englische Parfümeur Eugène Rimmel empfahl zwar größtmögliche Schlichtheit bei der Auswahl der Duftkomponenten – Rose, Jasmin, Orangenblüten, Veilchen und Tuberose –, gab aber seinen Produkten Namen wie *The King of Siam, Isiris de Rimmel* oder *Kananga-water*.

Die Faustregel lautete: Je diskreter ein Parfum, um so wertvoller ist es. Des Rätsels Lösung war ganz einfach. Madame de Celnart: »Pflanzliche Düfte verschwinden schneller als animalische, deshalb sind leichte Parfums teurer, das illustriert den Reichtum und das Ansehen einer Person.«

Die Abwehr von Amber und Moschus war ein kategorischer Imperativ. Damit bewies man guten Geschmack und moralischen Anstand. Und es entsprach dem Frauenbild der Zeit. Die Frau war unschuldig wie eine Rose, eine Blume, die Reinheit in Person.

Der unmoralische Rest blieb Poeten, Künstlern und anderem Gelichter von zweifelhafter Moral vorbehalten. Schwere, intensive Düfte ließen Vorstellungen von Animalität und Sexus wach werden. Deswegen hatte man sie zu verabscheuen wie der Teufel das Weihwasser.

Einer wie Baudelaire wußte, auf welcher Seite er zu stehen hatte. Er pries in seinen Dichtungen die Verlockungen des Orients und stellte sich gegen die Moral seiner Zeit.

... Parfüme gibt es, frisch wie Kinderwangen
süß wie Hoboen, grün wie eine Alm –
Und andere, die verderbt und siegreich prangen

Mit einem Hauch von unbegrenzten Dingen
wie Ambra, Moschus und geweihter Qualm
die die Verzückung unsrer Seelen singen.
Charles Baudelaire

Der tiefere Grund für die Verpönung des Parfums, sagt Alain Corbin, war sexueller Natur. Die *Modedamen* und *Bisamdufter* galten als unmoralisch. Hinter der Leidenschaft für Parfums mußmaßten die Sittenwächter »minderwertige Gefühle«. Penetrante Gerüche hielt man für zutiefst unsittlich und Ausschweifungen aller Art begünstigend. Womit instinktiv der Nagel auf den Kopf getroffen und das unterschwellig Erotische des Geruchs erkannt war. »Der Mißbrauch von Riechstoffen führt zu Neurosen aller Art«, schrieb ein gewisser Dr. Rostan 1826, um in glühenden Farben die schrecklichen Folgen Hysterie, Hypochondrie und Melancholie auszumalen. Bei fragilen Personen mit reizbaren Nerven würde der übermäßige Gebrauch von Riechstoffen zu Magerkeit, Zerschlagenheit und nervösen Schauern führen.

So wie Gehorsam erste Bürgerpflicht war, war die Scham die primäre Tugend der Frau des 19. Jahrhunderts. In den Gärten blühten wieder die stolze Rose, das bescheidene Veilchen und die schlanke Lilie, die im 18. Jahrhundert mangels optischer Wirkung zur Bedeutungslosigkeit abgesunken waren. Die Triebe mußten gezügelt, die Sinnlichkeit im Zaum gehalten werden. Deswegen gab man der natürlich und lieblich duftenden Blumenfrau den Vorzug vor der Animalischen, Katzenhaften, deren Körper einen Hauch von Zibet oder Moschus verströmte.

Gegen Ende des 19. Jahrhunderts schlug die Stimmung im Großbürgertum um. Die jungen Frauen, demi-vierges genannt, emanzipierten sich.

Sie wollten nicht mehr länger nach Eau de Cologne und Rosmarinwasser riechen. Sie wuschen und sie parfümierten sich. Und sie hatten genug von ihrem Mauerblümchendasein.

Während England und Deutschland bis zu Beginn des 20. Jahrhunderts bürgerlich-gesittet blieben, hatte den Umschwung in Frankreich eigentlich schon Kaiserin Eugénie um 1850 herum eingeleitet. Sie machte aus ihrer Vorliebe für Parfums keinen Hehl und ernannte Pierre-François Pascal Guerlain zu ihrem Hoflieferanten. Zu Ehren der Kaiserin Eugénie kreierte Guerlain das *Eau de Cologne Impériale*, eine Mischung aus Orangenblüten, Zitrone, Bergamotte, Lavendel und Rosmarin. Trotz dieser Orgie von frischen Noten kam der anrüchige Verdacht auf, das Herrscherinnenparfum enthielte einen Hauch von Moschus.

Honoré de Balzac fragte bei Guerlain an, ob man ihm ein spezielles Toilettewasser mischen könne, bevor er sich an die Niederschrift seines Parfümeurromans *Geschichte der Größe und des Verfalls von César Birotteau, Parfumeriehändler, Ritter der Ehrenlegion, Beigeordneter des zweiten Bezirks von Paris* machte. Mit diesem 1838 erschienenen, 300 Seiten starken und in nur 17 Tagen niedergeschriebenen Werk setzte Balzac dem Parfum ein literarisches Denkmal. Das Dezennium der triumphalen Hochblüte der französischen Parfümerie hatte so seinen ersten künstlerischen Niederschlag gefunden. (Im tragischen Schicksal Birotteaus, der als Besitzer der Parfümerie *Zur Rosenkönigin* im Bankrott endet, spiegelt sich für Balzac das »Unglück aller Menschen«.)

Die Rede von der Kopie aristokratischer Sitten durch das Bürgertum wollen wir hier nicht wiederholen, aber sie ist wohl zutreffend. Das Parfum errang kurzfristig seinen Rang als Signum von Noblesse und Reichtum zurück, denn Vornehmheit galt wieder als die größte aller Tugenden. Davon profitierten Häuser wie Guerlain nachhaltig.

Die Dame von Welt wandte damals enorm viel Zeit für die Auswahl ihres Parfums auf. Das Parfum war ein Kleinod – und ein Privileg. Denn im Gegensatz zu heute konnte sich nur eine verschwindend geringe Minderheit diesen Luxus überhaupt leisten. Die Spitzen der Gesellschaft konnten jedenfalls beruhigt sein. »Außer den Philosophen rochen alle gut«, schrieb Alexandre Dumas 1868 über die erlauchte Gesellschaft des Ancien régime.

Den weniger Betuchten bot sich nur unzulänglicher Ersatz. Das Parfum der Armen wurde nicht im Spezialgeschäft, sondern auf

Basaren und Märkten verkauft, es befand sich auch nicht in einem fein geschliffenen Flakon, sondern in einem dünnen Glasröhrchen, das ein ordinärer Korken verschloß. *Sent bon*, »guter Geruch«, hieß dieses billige Duftwässerchen lakonisch, das den Namen Parfum nicht einmal verdiente. Dienstmädchen hatten damals nun einmal vor allem nach Kernseife zu riechen, eben sauber und grundanständig. Die Duftwässerchen der Reichen, Vornehmen hingegen trugen alle nur erdenklichen Phantasienamen.

Wollte man eine Soziologie jener Parfums erstellen, die Guerlain zwischen 1870 und 1905 auf den Markt brachte, so fällt eine bezeichnende Rückwärtsgewandtheit auf, eine regressive Nostalgie. La Grande Nation war nicht mehr das, was sie einmal gewesen: Frankreich hatte Elsaß-Lothringen im Deutsch-Französischen Krieg von 1870/71 verloren, die Commune erschütterte die Gesellschaft in ihren Grundfesten, und mit der Dreyfus-Affäre geriet die Dritte Republik in eine Existenzkrise. *Rococo* (1887), *Belle de France* (1882), *Le Jardin de Mon Curé*, »Der Garten meines Pfarrers«, (1895), *Bon vieux temps*, »Gute alte Zeit«, (1902) hießen die Düfte.

Das Parfum, vor kurzem noch als aristokratisch dekadent bezeichnet, wurde zum Symbol einer guten alten Zeit. Das Parfum war rechts. In Namen wie den erwähnten sprachen sich Abneigung gegen die Republik und Sehnsucht nach dem Ancien régime aus.

Von den Zeitgenossen kaum bemerkt, suchte sich der Fortschritt ein ganz anderes Gebiet. In der Parfumherstellung stand eine Revolution mit den Waffen der Chemie bevor. Als auf der Weltausstellung des Jahres 1868 die ersten, partiell auf synthetischer Basis hergestellten Parfums auftauchten, dachte noch niemand an die weitreichenden Folgen. Es war eine Ankündigung des Parfums des 20. Jahrhunderts. Der Fortschritt der Chemie erlaubte es nach und nach, die teuren natürlichen Grundstoffe durch synthetische Substanzen zu ersetzen. 1888 kannte man bereits künstlichen Moschus, fünf Jahre später gab es Veilchenduft aus der Retorte.

Die Konsequenzen daraus: nachdem die Beschränkungen des

Natürlichen wegfielen, waren der Phantasie und Experimentierfreudigkeit der Createure keine Grenzen mehr gesetzt. Auch eine Phantasmagorie konnte ein Parfum sein. Vor allem aber wurde es möglich, die Herstellung bedeutend billiger zu machen. Ein Beispiel: Für die Gewinnung von 1 Kilogramm Jasminextrakt werden 8 Mio. handgepflückte Blüten benötigt. Der Kilopreis kann bis zu 30000 DM betragen. Das synthetisch hergestellte Äquivalent kostet hingegen nur die läppische Summe von 10 DM. Abgesehen davon könnte der weltweite Verbrauch von durchschnittlich 3000 Tonnen jährlich aus natürlichen Ressourcen gar nicht gedeckt werden.

Der Weg des Parfums vom Luxusartikel zum Massenprodukt tat sich auf.

Wie bereits erwähnt, fand zur Jahrhundertwende die gegen das Parfum gerichtete Prüderie ihr Ende. Wie durch Hedonismusentzug ausgehungert, hastete die noble und die weniger feine Gesellschaft von Ball zu Ball und von Redoute zu Redoute. Es war ein Tanz auf dem Vulkan, dem der Ausbruch des 1. Weltkrieges ein rapides Ende bereiten sollte.

Sittenstrenge Moralapostel taugten nun nur noch für die Provinz, wer nach Patschuli und Vanille roch, war keine Kokotte mehr, sondern ein Luxusgeschöpf. Alle Welt spazierte in Gärten herum, in denen besonders intensiv duftende Blumen blühten: Magnolien, Tulpen, aber bloß keine Nelken. Die kamen aus der Mode, weil ihr Duft von den Schauspielerinnen wie die Pest gemieden wurde. Ein alter Aktricen-Aberglaube besagte, daß Nelken bei der Premiere Unglück bringen.

Die Gesellschaft der Belle Époque lag förmlich »in einem fast schon neurotischen Geruchstaumel, dem intensive berauschende Parfums noch Vorschub leisteten«, konstatiert Georges Vindry, der Kurator des *Musée international de la parfumerie* in Grasse.

Das 20. Jahrhundert: Vom Phantom der Oper zum Duftnirwana

Auf der Weltausstellung des Jahres 1900 präsentierte eine Schar von Parfümeuren eine riesige Palette von Düften samt Zusatzprodukten wie Seifen, Cremes oder Lotionen. Um dieselbe Zeit erschienen einige Kriminalromane, die mysteriöse Tode durch Parfum zum Gegenstand hatten. Gaston Leroux, der Schöpfer des *Phantoms der Oper*, erfand einen erfolglosen Gelehrten, dem durch widrige Umstände die Aufnahme in die Akademie der Wissenschaften versagt blieb. Aus Enttäuschung über seine Abfuhr beschloß er, daß der Stuhl des neuen, des 40. Mitglieds für immer frei bleiben sollte. Sämtliche Kandidaten starben während der Ernennung – am Geruch eines mörderischen Parfums, das der von den akademischen Weihen Ausgeschlossene auf einem Briefumschlag versprüht hatte. Auch in die *Fantomas*-Romane fand die Warnung vor negativen Düften Eingang. »Hütet euch vor schwarzen Rosen, es steigt aus ihnen eine ermattende Sehnsucht empor, an der man stirbt. Das ist eine sehr dunkle Geschichte – und wieder eine traurige Missetat von Fantomas!« Einmal treibt Fantomas in einem Warenhaus sein Unwesen und ersetzt das Parfum in den Zerstäubern durch Vitriol.

Das Parfum als Ausdruck eines Gefühls, noch dazu eines zumeist leidenschaftlichen, das war um 1900 neu. Es erklärte sich wohl durch den Aufschwung intensiver Duftnoten nach der Jahrhundertwende. Dazu paßten sanfte Blümchennamen nicht so recht. *Pour troubler*, »Verwirrungstiftend«, *Nice Dear*, *Vague souvenir*, »Vage Erinnerung« oder schlicht, aber hingebungsvoll, *Marie-Christine* hießen die Parfums dieser Jahre. Das Parfum wurde zu dem, was es jahrzehntelang vor allem sein sollte: eine Liebesgabe.

Aber damit die gerade nicht Verliebten auch gut riechen konnten, sorgten die Parfümeure vor und brachten Düfte mit unverfänglichen Namen wie *Violette de Madame*, »Madames Veilchen« (1904) oder *Mouchoir de Monsieur*, »Das Taschentuch des Herrn« (1904) auf den Markt. Warum *Champs-Elysées*, ein Duft, der wohl Vornehmheit und große Welt evozieren sollte, ausgerechnet in einem Schildkröten-Flakon (wenn auch von Baccarat) auf den Markt kam, bleibt ein Rätsel.

In der Zeit des 1. Weltkriegs treffen wir den schon bekannten Monsieur Jacques Guerlain wieder. Er ist gerade damit beschäftigt, Parfums mit romantisch-nostalgischen Namen wie *Mi-mai* oder *Jasmirada* zu entwerfen, damit die Leute die schlechten Zeiten vergessen.

Nach dem Krieg kommt Exotik ins Spiel. Nebenbei wurden gelegentlich Literatur und Kunst geplündert. *Mitsouko*, das Parfum mit der charakteristischen Pfirsichnote (1919), war nach der japanischen Heldin des Romans *La Bataille* von Claude Farrère benannt. Daß der Name in den achtziger Jahren von der Popgruppe *Les Rita Mitsouko* wieder ausgegraben wurde, ist eine Ehre, die einem Parfum selten zuteil wurde. *Shalimar* (1925) trug der Orient-Mode seiner Zeit vollkommen Rechnung und wurde nebenbei noch eines der erfolgreichsten Parfums aller Zeiten.

Der wilde Geist der Années folles, der 20er Jahre, drückte so manchem Parfum seinen Namensstempel auf. Es gab Düfte, die *Divorçons*, »Trennen wir uns«, *Fox Trott* oder *Jersey*, nach dem bequemen Material, das Coco Chanel eingeführt hatte, hießen.

Coco, la Pure, mit ihrem nüchternen *Chanel No. 5* blieb eine Ausnahme. Bald war man versessen auf Namen wie Versprechungen: *Dans la nuit*, »Nachts«; *Adieu sagesse*, »Auf Wiedersehen, Weisheit«; *Amour Amour*. In diesen Jahren erblickten die ersten Parfums mit negativ besetzten Namen das Licht der Welt. *Scandal* und *Rumeur*, »Gerücht«, von Jeanne Lanvin, *Indiscret* und *Orgueil*, »Hochmut«, von Lucien Lelong.

Mon péché, auch *My sin* genannt, und *Shocking!* von Elsa Schiaparelli schlugen in dieselbe Kerbe. Gegenüber dem Witz von

Coco Chanels Intimfeindin verblassen jüngere Schöpfungen wie Chanels Männerduft *Égoïste*, *Poison* von Dior oder *Vendetta* von Valentino. *Shocking!* (1937) füllte Elsa Schiaparelli in die Miniaturversion einer den Kurven von Mae West nachgebildeten Kleiderbüste, die ein winziges Maßband um die Taille geschlungen hatte. Der Flakon des Männerduftes *Snuff* war eine Pfeife aus Kristallglas.

Vol de nuit, eines der großen Parfums der 30er Jahre, verdankt seinen Namen einem Roman Saint-Exupérys, *Chamade* aus den 60ern griff auf einen Text Françoise Sagans zurück.

In den 40er und 50er Jahren, als der *New Look* zum weltweiten Trend wurde, feierte das Feminine Triumphe. Die Frau war ganz Frau und gab sich erobernd. *Glamour, Femme, Fille d'Eve* hießen die Parfums dieser Jahre.

Manche Modeschöpfer schreckten nicht davor zurück, die Kundin ihrem Imperium »einzuverleiben« und nannten ihre Düfte *Madame Rochas, Miss Balmain, Miss Dior*.

Dabei haben solche Namen immer etwas Prüdes: *Madame Rochas* klingt nun einmal nach Ehefrau, und *Miss Dior* nach Verlobter. Die Idee mancher Couturiers, den eigenen Namen zum semantischen Spielball zu machen, wozu vor allem Dior neigte, war auch nicht viel besser. Namensschöpfungen wie *Diorama, Diorissimo, Diorling, Dioressence, Diorella, Dior-Dior* oder *Cialenga* kamen dabei heraus.

Eine ganze Menge Parfums trägt nur den Namen des Modeschöpfers: *Azzaro, Cardin, Ungaro, Romeo* für Romeo Gigli. Manche Firmen, wie die des Edelsattlers Hermès, geben all ihren Parfums Namen, die auf den Gegenstand des Unternehmens, in diesem Fall die Reiterei, verweisen: *Calèche, Amazone, Équipage*. Andere Parfums sind als Hommage eines Modeschöpfers an eine Stadt gedacht: *Paris* von Yves Saint-Laurent etwa oder *Berlin* von Wolfgang Joop, der dieses Parfum als Hommage an die Stadt seiner Kindheit, aber auch als politisches Bekenntnis zu einem neuen Berlin, in dem die Mauer nicht mehr steht, kreiert hat.

In manchen Fällen stellt sich das Image des Parfums fast ausschließlich über den Flakon her. Seine Form wirkt so stark, daß

er den Namen in den Hintergrund drängt. Bei *Diva* von Ungaro hat der Flakon die Gestalt einer drapierten Robe, auf dem Werbeplakat wird er neben dem echten Kleid ins Bild gerückt. Bei *Arpège* von Jeanne Lanvin wurde der schwarze Flakon zum unverkennbaren Markenzeichen.
Keine Parfumfirma der Welt wählt den Namen eines Parfums aus Sympathie und Zuneigung, sondern aus geschäftlichem Kalkül. Der Markt diktiert den Geschmack. Seine Stimme ist amerikanisch.
Philippe Guerlain, Finanzmanager und Direktoriumsmitglied von Guerlain, Paris: »Anfang des 20. Jahrhunderts waren die Parfums noch sehr diskret, dann kam immer mehr der amerikanische Geschmack zu uns. Heute ist alles in unserer Umgebung parfümiert. Die Seife, das Joghurt. Es ist mittlerweile unmöglich, ein unparfümiertes Produkt zu verkaufen.«
Die Leute wollen das Neue, das Unbekannte. Rosen und Veilchen, das kennt man schon. Eine unbekannte Note, die aus natürlichen und synthetischen Stoffen komponiert wurde, das ist gefragt. In den achtziger Jahren waren intensive Parfums gefragt. Diese Mode kam aus den USA.
Wer auf dem hart umkämpften Parfummarkt erfolgreich sein wollte, mußte sich am amerikanischen Geschmack orientieren.
Der letzte Guerlain-Duft *Samsara* ist ein Beispiel für diese Marketingstrategie. Der Name für den orientalischen Ambraduft, in dem Jasmin und Sandelholz vorherrschen, stammt aus dem Sanskrit und bedeutet so viel wie »ewige Wiedergeburt«.
Der Werbespot verkauft vor grellrotem Hintergrund eine schon etwas reifere, unnahbare, blonde Plastikschönheit. In Amerika werden solche Typen *pin-ups* in Männermagazinen und später Stars von *soap operas*.
»Sie ist eine Frau, die einen zum Träumen bringt«, philosophiert Monsieur Guerlain. »Sie hat eine ein bißchen kalte Seite, aber das Parfum paßt zu diesem Typ.« Das sich endlos drehende Lebensrad, so die Werbebroschüre, sei das perfekte Samsara-Symbol. Denn »*Samsara* ist Nirwana und Nirwana ist *Samsara*«. Aber auch »*Samsara* ist der Weg der Zeit in die Ewigkeit«. Oder

»*Samsara* ist der Weg der Schatten zum Licht, vom Endlichen ins Unendliche«.
Aber auch die entgrenzte Poesie von Parfumwerbedichtern hat eine Botschaft: *Samsara* trägt sich gut zu einer Mode wie *New Age* beispielsweise.
Ein Parfum muß heute viel mehr können als angenehm riechen. Um optimal vermarktbar zu sein, muß es den *Zeitgeist*, das Feeling einer bestimmten Epoche treffen. Als der König Midas unter den Parfumcreateuren gilt Calvin Klein. Der Amerikaner hat schlafwandlerische Sicherheit bei der Imagekonstruktion seiner Parfums bewiesen und hat es geschafft, seine Produkte zu wahren Symbolen ihrer Zeit zu stilisieren. Als die achtziger Jahre gerade im Zenit standen, brachte er *Obsession* auf den Markt, einen eher schweren Duft als Anspielung auf Sexbesessenheit und Hedonismus, die Übersetzung des Yuppie-Mottos »Work hart, party hard« in einen Duft. Als mit dem Auftauchen von Aids und der beginnenden Rezession Sex, Power und ungehemmter Hedonismus unpopulär wurden, hielt Calvin Klein plötzlich die Werte von Ehe und Familie hoch. Er heiratete und schuf mit dem Duft *Eternity*, der 1988 auf den Markt kam, so etwas wie den Zeitgeist aus der Flasche. In der Werbekampagne waren die ineinander verschlungenen, nackten Körper von *Obsession* verschwunden, an ihre Stelle war eine schöne junge, ganz in unschuldiges Weiß gekleidete Familie getreten. *Escape*, die neueste Calvin Klein-Kreation, ist wiederum eine Antwort auf die neunziger Jahre und eskapistische Phantasien wie die Suche nach Natürlichkeit und intensivem Erleben.

3. Kapitel

Die Kultur des Parfums

Die Parfümeure

Nun roch er, daß sie ein Mensch war, roch den Schweiß ihrer Achseln, das Fett ihrer Haare, den Fischgeruch ihres Geschlechts, und roch mit größtem Wohlgefallen. Ihr Weiß duftete so frisch wie Meerwind, der Talg ihrer Haare so süß wie Nußöl, ihr Geschlecht wie ein Bouquet von Wasserlilien, die Haut wie Aprikosenblüte…, und die Verbindung all dieser Komponenten ergab ein Parfum so reich, so balanciert, so zauberhaft, daß alles, was Grenouille bisher an Parfums gerochen, alles, was er selbst in seinem Innern an Geruchsgebäuden spielerisch erschaffen hatte, mit einem Mal zu schierer Sinnlosigkeit verkam. Hunderttausend Düfte schienen nichts mehr wert vor diesem einen Duft. Dieser eine war das höhere Prinzip, nach dessen Vorbild sich die andern ordnen mußten. Er war die reine Schönheit.
…in welchem zauberformelhaft alles enthalten war, was einen großen Duft, was ein Parfum ausmachte: Zartheit, Kraft, Dauer, Vielfalt und erschreckende, unwiderstehliche Schönheit.

Patrick Süskind, Das Parfum

Welcher Zusammenhang besteht zwischen Erik Satie und, sagen wir, *Jicky*? »Exzentrik«, sagen Sie. Nicht schlecht.
Wir wollen keine vagen Hypothesen aufstellen und darüber spekulieren, ob der Komponist den Duft überhaupt gekannt hat, ob er ihn aufregend fand, und wenn ja, ob er ihn gar gelegentlich gekauft hat. Unsere Frage zielt auf etwas viel Naheliegenderes,

nämlich auf die immer wieder zitierten Bande zwischen Musik und Parfum.
Es war kein Zufall, daß Albert Verlay, einer der Pioniere synthetischer Parfumherstellung, ein Schüler Saties und Schöpfer mehrerer Symphonien war. Auch Parfümeure sind Komponisten, an der Duftorgel entwerfen sie ihre Harmonien. Der englische Parfümeur Piesse – er hatte seine große Zeit in der Mitte des 19. Jahrhunderts – sprach gerne von Parfum-Oktaven. Darunter verstand er die einzelnen Duftstoffgruppen wie Hölzer, Blüten, Balsame usw. Wenn er beispielsweise Mandel, Heliotrop und Vanille mischte, nannte er das Ergebnis Melodie. Die Düfte mit dem weitesten Kombinationsspielraum sind die Zitrusfrüchte. Eine Melodie mit dem Thema Limette oder Orange klingt ganz anders, die Duft-Oktave liegt höher.
»Wie ein Maler Farben mischt, mischt der Parfümeur Düfte«, pflegte Piesse zu sagen, und wiederum war sein Vergleich nicht zufällig gewählt. Denn die Geschichte, daß auffallend viele große Nasen Musik oder Malerei als Hobby hatten, gehört zu den einschlägigen Parfümeurslegenden.
Im Grunde genommen ist es aber völlig egal, welcher Freizeitbeschäftigung einer nachgeht, der Parfümeur von Beruf ist, solange er ein ausgeprägtes Gefühl für Harmonie besitzt. Denn mit diesem Balanceakt steht und fällt der Charakter eines Parfums.
Auch heute, wo es gang und gäbe ist, Düfte aus verschiedenen Familien zu mischen, weil das Publikum nach immer exotischeren Noten verlangt, sind es allemal noch immer die Akkorde zwischen den Düften, die das Geheimnis eines guten Parfums schaffen.
Der Parfümeur, die *Nase*, bei der Arbeit, das ist meist ein Mann (es gab immer auffallend wenig Frauen unter den Parfümeuren) in einem weißen Kittel vor einem Bord mit Hunderten von Duftfläschchen. Im Idealfall ist er abstinent und meidet zur Schonung der Schleimhäute Alkohol und Nikotin. Den Großteil seiner Zeit verbringt der Parfümeur damit, weiße Papierstreifen in die Flüssigkeiten zu tauchen und sich dabei Notizen zu machen. Denn ein Parfum entsteht zuallererst im Kopf.
Über Jacques Guerlain erzählt man, daß er jedesmal, wenn er ein

Parfum fertig hatte, in seinem Labor herumsaß, umgeben von Flakons, Porzellankrügen, Duftstreifen und Streifenhaltern, und versuchte, das neue Parfum mit der ursprünglichen Idee zu vergleichen. Ein Parfum sollte sich nicht aufdrängen, sondern ein bestimmtes Gefühl übersetzen, es sollte, nach einer Serie von *trials* und *errors*, dem abstrakten Bild, das der Parfümeur von ihm hatte, möglichst nahekommen. »Ein erfolgreiches Parfum ist eines, dessen Duft einem Traum entspricht«, sagte Guerlain.

Sein Sohn Jean-Jacques erzählte über ihn: »Er war ein sehr zurückgezogener Mann. All seine Parfums bereitete er ganz allein vor. Nur ein Helfer, der die schweren Apparaturen für ihn trug, hatte Zutritt zu seinem Labor.«

Um ein Parfum zu testen, schleppte Jacques Guerlain alle möglichen Duftstreifen und Düfte nach Hause mit. »In der Fabrik rieche ich nichts«, meinte er, und erprobte das Parfum in einer *natürlichen* Umgebung. Ein Parfum muß mit einer Frau harmonieren, mit ihren Kleidern ebenso wie mit ihrer Wohnung, sogar mit den Möbeln.

Aber Jacques Guerlain muß insgesamt eine Musternase gewesen sein, hatte er doch auch ein exakt der Parfümeurslegende entsprechendes Hobby: die Malerei. Er sammelte impressionistische Bilder. Sein Haus in der Rue Murillo sah aus wie ein Museum, hieß es. *L'heure bleue*, ein ruhiger Duft aus bulgarischer Rose und einem Hauch von Moschus, der 1912 auf den Markt kam, war sein Tribut an den Impressionismus. Die blaue Stunde, wenn das Licht dunkel leuchtet, wie mit blauer Tinte gezeichnet...

Modeschöpfer und Parfum

Der Meister war sich seiner selbst sehr sicher. Der Werbespot für sein erstes Parfum setzte voll und ganz auf die Aura seines großen Namens. Und er vertraute auf seinen Bekanntheitsgrad. Denn um die Initiale eines Allerweltsvornamens zum Produktlabel zu machen, muß man sich schon für einen Weltstar halten.

Yves Saint-Laurent, den Modejournalisten längst zur wichtigsten Persönlichkeit der Modegeschichte des 20. Jahrhunderts nach Coco Chanel gekürt haben, führte mit der Kampagne für sein erstes Parfum *Y*, das 1964 auf den Markt kam, den Minimalismus in die Werbung ein. Kein Modeschöpfer vor ihm hat versucht, die Doppelidentität als Mode- und Parfumschöpfer derart vollkommen zu verschmelzen. Dabei lebt der Erfolg jedes Designerparfums von der Perfektion dieser Überlagerung.

Das Werbesujet war im Grunde nichts als ein Buchstabe: Y. In den rechten Bildrand gerückt, aber trotzdem mitten im Spotlight, stand eine schmale Gestalt in Schwarz. Die Frau stand mit erhobenen Armen zwischen zwei auseinanderklaffenden schwarzen Wänden. Ein Y aus Fleisch und Blut.

Links, ein wenig in den Vordergrund gerückt, die Monumentalausgabe eines Flakons mit nichts als einem großen aufgedruckten Y.

Der Slogan: *Un parfum et une robe signés Yves*. Ein Parfum und ein Kleid, die Yves' Handschrift tragen; denen Yves seinen unverkennbaren Stempel aufgedrückt hat. Ungefähr so wie Rinder in Texas ein Zeichen in die Haut gebrannt bekommen. Das stand natürlich nicht da, aber die Phantasie des Betrachters las Sätze wie diese automatisch mit.

Irgendwo unten am rechten Bildrand war in kleiner Schrift zu lesen: *Parfums Yves Saint-Laurent*.

Er hat geschafft, was erst 20 Jahre später wieder dem medial omnipräsenten französischen Modephilosophen Bernard-Henry Lévy gelingen sollte: die Initialen des eigenen Namens in ein Produktlabel zu verwandeln. YSL und BHL sind heute gängige französische Markenartikel.

Wer weiß, vielleicht hat der Philosoph auch schon den Entwurf für ein Parfum in der Schublade liegen. Einen Namen dafür gäbe es ja schon, und die Beziehung zwischen Parfum und Mode würde eine neue Stufe ihrer Entwicklung erreichen.

Die Beziehung zwischen Modeschöpfern und Parfums begann vor etwa 70 Jahren. Eine *Liaison dangereuse*, eine Beziehung aus Leidenschaft und Hingebung, war sie nie. Vielmehr hatte sie alle Züge einer Vernunftehe.

Das war schon im Fall der Coco Chanel so. Die Demoiselle hatte einfach ein Stück mehr Weitblick als andere und erkannte manche Dinge schon messerscharf, als manch einer noch nicht einmal den Schatten einer Kontur sah.

Der wohlmeinende Rat einer Freundin soll es gewesen sein, der den Anstoß zur Entwicklung des legendären *Chanel No. 5* gab, der Inkarnation des Designerparfums schlechthin.

Ein Parfum, das sei etwas für alle Fälle. Die Haute-Couture sei nun einmal eine Berg-und-Tal-Fahrt, und man könne nie wissen. »Ein Parfum ist ein Geschäft für alle Zeiten, gegen alle Krisen!« soll die Freundin gesagt haben. Die 20er Jahre brachen gerade an.

70 Jahre später hatte der wohlmeinende Ratschlag noch nichts von seiner Gültigkeit verloren. Die Hysterie, die die Nobelschneider erfaßte, als wegen des Golfkriegs plötzlich amerikanische Millionärinnen und fernöstliche Dollarprinzessinnen als Kundinnen ausfielen, war ein schlagender Beweis. Bei den wenigen tausend Haute-Couture-Kundinnen, die schon einmal 100000 Mark für ein Frühjahrsensemble ausgeben können, kommt es auf jede Lady an. Nur wer auf ein paar auf dem Markt wohletablierte Zusatzverdienstquellen, sprich 1. Parfum, 2. Tuch, 3. Gürtel, 4. Sonnenbrille usw., zurückgreifen kann, ist

einigermaßen aus dem Schneider. Ganze 80 % seines Umsatzes, wird gemunkelt, erzielt einer wie Yves Saint-Laurent mit seinen Kosmetikprodukten.
Umgekehrt könnte man den Tatbestand soziologisch betrachten und sagen, daß beispielsweise das Parfum eines Luxusschneiders eine sozialkompensatorische Funktion erfüllt. Es ist die »Kleine Leute«-Variante des Mondänen. Wer nicht das Geld hat, um sich à la Chanel kleiden zu können, kann wenigstens so duften, als ob...
Coco Chanel hat nicht schlecht gelebt von ihren Meriten als Pionierin des Designerparfums. An den Lizenzgebühren für *Chanel No. 5* hat sie bis an ihr Lebensende rund 15 Mio. Dollar verdient und sich so selber einen Lorbeerkranz aus Banknoten gewunden.
Indirekt verdankt sie diesen Erfolg ihrer Vorliebe für gut aussehende russische Emigranten. Coco Chanel war mit Igor Strawinsky und Sergej Diaghilew befreundet und hatte eine Zeitlang einen russischen Großfürsten zum Geliebten. Zu Beginn der 20er Jahre werkten in ihrem Salon in der Pariser Rue Cambon Nr. 31 verarmte Prinzessinnen aus dem ehemaligen Zarenreich als Verkäuferinnen. Exilierte Aristokratinnen warfen sich als Mannequins in Pose.
Mademoiselle Chanel bestellte Marie, die Schwester ihres Liebhabers, des Großfürsten Dimitri Trubetzkoj, kurzerhand zur Leiterin ihrer Stickereiabteilung. Schließlich brauchte sie dort eine sachkundige Kraft, denn sie hatte die russische Folklore als Inspirationsquelle entdeckt. Sie kreierte eine bestickte *Rubaschka*, eine ornamentübersäte Russenbluse, und versah ganze Kleider mit Motiven aus dem tiefsten Kaukasien.
Aber Coco Chanel wollte ein Parfum als Vorsorge für unsichere Zeiten. Dimitri fiel ein Mann namens Ernest Beaux ein, der vor den Bolschewiki an die Côte d'Azur geflüchtet war. In Moskau hatte er das Handwerk des Seifensieders und Parfümeurs erlernt.
Ernest Beaux wurde in seinem südfranzösischen Exil aufgesucht, und Madame erklärte ihm, was sie wollte. Ein durch und durch modernes Parfum sollte es sein. Eines für alle Gelegenheiten, für

24 Stunden. »In einem Kleid von mir kann eine Frau vormittags einkaufen gehen, nachmittags zum Tee und abends ins Theater«, lautete das modische Credo der Coco Chanel. Die moderne Frau hatte keine Zeit mehr, dreimal am Tag die Toilette zu wechseln. Ein Parfum mußte mit diesem Anspruch mithalten können.

Ernest Beaux dachte nach und mischte. Schließlich schickte er zwei Serien mit je fünf Probefläschchen ins Pariser Atelier der Modeschöpferin. Die Fläschchen trugen Nummern: einmal 1–5, einmal 20–24.

Mit der Nummer 5 aus der ersten Serie, einem Duft aus Jasmin, Sandelholz und Vetiver mit einem für seine Zeit unverschämt hohen Aldehydanteil war der Star geboren. Überhaupt war die Fünf Coco Chanels persönliche Glückszahl.

Ihre Couturekollektion präsentierte sie am 5.5. ihres Glücksjahres 1921. Und sie tat gut daran, ihr Parfum nicht *Dimitri* – ein anderer Name wollte ihr wahrscheinlich vor Verliebtheit nicht in den Kopf –, sondern schlicht *No. 5* zu nennen.

Diese Entscheidung für den schlichtesten aller Namen trug mit dazu bei, daß dieses Parfum viel mehr wurde als bloß ein guter Duft. In der Geschichte der Mode und der Parfümerie war *Chanel No. 5* eine revolutionäre Tat, auch wenn die Geburtshelfer lauter politische Konterrevolutionäre waren.

Chanel No. 5 war ein Parfum wie ein Paukenschlag. Die ausgiebige Verwendung der eben erst entdeckten Aldehyde widersetzte sich dem Zeitgeist, der einen hohen Anteil synthetischer Stoffe in Luxusparfums nicht tolerierte. Dadurch erhielt das Parfum eine für die Zeitgenossen ungewohnte Frische.

Die fashionablen Düfte dieser Jahre waren so schwer, daß sie glatt einen Ochsen hätten umbringen können, hat die Schriftstellerin Colette einmal bemerkt. Sie trugen Namen wie aus 1001 Nacht. *Océan d'amour*, »Ozean der Liebe«, *Fille du Roi de Chine*, »Tochter des Königs von China«, *Bel Oiseau bleu*, »Schöner blauer Vogel«, *Il pleut des baisers*, »Es regnet Küsse«. Märchenerzähler hätten nicht schwelgerischer formulieren können.

In den Salons roch es so stark nach Orient, daß man die Kamel-

herden durchs Zimmer trampeln hörte. Für manche Zeitgenossen, deren Nasen die süßliche Schwere gewohnt waren, muß *Chanel No. 5* wie ein modernes Spülmittel gerochen haben.
Der Name war in seiner kühnen Schlichtheit einfach Avantgarde und wurde Vorbild für Generationen von Parfums von Gucci Nr. 3 bis Azzaro 9. Der Flakon, so hatte es Coco, la Pure, bestimmt, sollte glasklar sein wie ein Diamant. Daß dies eine gute Idee war, bewies nicht zuletzt die Tatsache, daß er 1959 in die Sammlung des New Yorker Museum of Modern Art aufgenommen wurde. Späte Ehrung für einen Gebrauchsgegenstand als Kunstwerk.
Auch ein so gestrenger Geschmacksrichter und unbeugsamer Modernist wie Adolf Loos hätte an dem Ding seine Freude gehabt. Der Flakon ohne Zierat mit seinen geraden, geschliffenen Linien war der Inbegriff der Sachlichkeit. Die schwarz-weiße Verpackung und Etikettierung unterstrich das Image aus Strenge und Nüchternheit. *Chanel No. 5* gab sich wie ein pharmazeutisches Produkt.
Mit gutem Grund kann man dieser Aufmachung eine frühe Vorläuferschaft für die heute wieder sehr modern gewordene, betont nüchterne, klinische Ästhetik kosmetischer Produkte zubilligen. Nicht wenige der heute auf dem Markt befindlichen Cremes, Sticks und Puder der obersten Preisklasse sehen aus, als kämen sie aus der Apotheke und nicht aus der Parfümerie.
Für derlei britische Kühle hatte Monsieur Paul Poiret keinen Sinn. Er schwelgte in Opulenz, liebte orientalische Seiden, schreiende Farben und Feste, auf denen sich die Männer als Sultane und die Frauen als Haremsdamen verkleideten.
Wie ein Fieber hatte der Orientkult von tout Paris Besitz ergriffen, und Paul Poiret gehörte zu denen, die am stärksten von der fernöstlichen Manie befallen waren. Das Fest, das er am 24. Juni 1911 im Garten seines Palais gab, war immerhin so spektakulär, daß es in die Geschichte der aufsehenerregendsten Parties des 20. Jahrhunderts einging.
Die *1002. Nacht* lautete das Motto des Spektakels. Raoul Dufy, der für Poiret Stoffmuster entwarf, hatte die Einladungskarten gestaltet. »In dieser Nacht wird es keine Wolken am Himmel

geben – und nichts, das existiert, wird existieren«, hatte Poiret als Motto darauf geschrieben. 300 Gäste, die allesamt aus den höchsten gesellschaftlichen oder kulturellen Kreisen stammten, kamen erwartungsvoll zu dieser Nacht der Nächte. Ein als Sultan verkleideter, huldvoll winkender Paul Poiret erwartete sie.
Eine Abordnung der Familie Rothschild konnte er ebenso empfangen wie Diaghilew mit seinem Clan oder Mata Hari mit Isadora Duncan. Die exzentrische Tänzerin war der heimliche Star des Abends. Sie hatte angekündigt, in dieser orientalischen Nacht mit dem von ihr auserwählten Vater ihres Kindes, dem Tanzgenie Nijinsky, den Zeugungsakt vor aller Augen vollziehen zu wollen.
Der prospektive Kindsvater ließ ausrichten, er sei mit Proben ausgelastet, und so mußten sich die Gäste mit Fakiren, kreischenden Kakadus und Tangodarbietungen begnügen.
Es muß ein prächtiges, sündhaft teures Fest gewesen sein. Gleichzeitig erwies es sich als tragische Bestätigung der pessimistischen Erkenntnis »vornehm geht die Welt zugrunde«. Denn daß Paul Poiret, der strahlende Herrscher über tout Paris, einmal in völliger Armut sterben würde, hätte sich damals niemand träumen lassen. Mit dem Poiretschen Imperium ging es langsam, aber stetig bergab.
Mit seinen grellen, von den Fauves inspirierten Stoffen, mit seinen an die *ballets russes* angelehnten Tuniken und Türkenhosen, mit seinen nur von Sklavinnen mit zusammengebundenen Füßen tragbaren Humpelröcken, entwarf Poiret zielstrebig am Geist der Zeit und am Sinn der Mode vorbei.
Vielleicht hatten sich durch seine Freundschaften mit Malern und Theaterleuten heimlich Flausen von Künstlertum in seinem Kopf festgesetzt. Jedenfalls war das, was er produzierte, l'art pour l'art und auf das äußerste dysfunktional. Eine Augenweide, mag sein, aber keine Kleidung für die moderne Frau. Er gehörte wohl zu jenen Leuten, die Mode mit Kunst verwechselten.
Zu Beginn der 20er Jahre eröffnete er noch großspurig Filialen in den Orten, wo sich der Jet-set traf, in Cannes, Deauville und Biarritz. Aber nach seinem letzten großen Erfolg, 1925 auf der *Exposition des Arts Décoratifs*, wo er seine Modeschauen auf

drei Seine-Schiffen stattfinden ließ, ging es steil bergab. Vorher schon hatte er wegen finanzieller Schwierigkeiten seine Grundstücke und sein Couture-Haus an ein Bankenkonsortium verkaufen müssen.
Seine Parfums konnten finanziell nicht mehr viel retten. Denn allein von der Genugtuung, noch vor der mondänen Couturière Coco Chanel ein Parfum herausgebracht zu haben, konnte Poiret seine Schulden nicht zurückzahlen.
Ab 1912 hatte er Parfums mit seltsamen Namen präsentiert. Entweder hießen sie altjungferlich *La rose de Rosine* oder *Mamselle Victoire* oder sie gemahnten an 1001 Nacht: *Aladin, Fanfan la Tulipe, Le Minaret*. In einem Fall tauchte beim Klang des Namens ein Nonnenkloster vor dem geistigen Auge auf, im anderen Sindbad der Seefahrer. Ein Duft war nicht dabei.
Zur Vollendung des schlechten Geschmacks waren die Flakons nach beliebigen Einfällen geformt. Einmal wie Äpfel, dann wie Kürbisse oder Alambics, wie die Parfumdestillationsgeräte also. Wie einfache, schlichte, brauchbare Flakons sahen sie niemals aus.
Es gab auch die Variante, wo das geblasene Glas zusätzlich bemalt (*La rose de Rosine*) oder mit einem Taschentuch umhüllt wurde: *Le mouchoir de Rosine*, »Rosines Taschentuch«, *Le parfum de ma marraine*, »Das Parfum meiner Patin«.
Hier mußte man schon eine Einbildungskraft von André Hellerscher Dimension haben, um sich vorzustellen, daß es Leute gab, die das Parfum mit Sex-Appeal in Verbindung brachten.
Poiret vertrieb seine Parfums nicht unter seinem eigenen Namen, sondern er hatte eine Gesellschaft gegründet, die den Namen einer seiner Töchter trug: *Les parfums Rosine*. Auch im Privatleben kannte das Schicksal kein Mitleid mit Paul Poiret. Rosine, seine älteste Tochter, überstand die Folgen einer lapidaren Mittelohrentzündung nicht, und sein Sohn Gaspard starb im Alter von zwei Jahren. »Nun bleibt ihm erspart, in eine verwahrloste Welt hineinzuwachsen«, soll Poiret damals voller Bitterkeit gesagt haben.
Heute erzielen die obskuren Poiret-Flakons hohe Preise unter Sammlern. Zu ihrer Zeit wirkten sie wie Antiquitäten auf dem

Markt, und niemand wollte sie so recht haben. Ende der 20er Jahre kam das endgültige Aus für Poiret: seine Handelsgesellschaft für Parfums und Kosmetikprodukte mußte den Konkurs anmelden.

Fünf Jahre vorher, 1924, hatte Coco Chanel ihre eigene Parfumfirma gegründet. Sie war höchst erfolgreich und brachte in drei aufeinanderfolgenden Jahren drei neue Parfums heraus: *Gardénia* (1925), *Bois des îles* (1926) und *Cuir de Russie* (1927).

Vielleicht hätte sich Poiret nicht von seiner Schwester Nicole, die den Innenarchitekten André Groult geheiratet hatte, in Unfrieden trennen sollen. Die hatte sein Angebot, für ihn zu arbeiten, abgelehnt, woraufhin er den Kontakt mit ihr abbrach. Er nahm ihn wieder auf, als er schon völlig pleite war und dringend finanzielle Unterstützung brauchte.

Die Dame gehörte eindeutig zum geschäftstüchtigen Zweig der Familie Poiret. Diese Eigenschaft hat sie offenbar ihren Töchtern vererbt, von denen eine die Bestsellerautorin Benoîte Groult ist.

So richtig populär wurde die Verbindung Mode und Parfum erst seit den 30er Jahren. Bis dahin hatten die Couturiers ausgiebig Gelegenheit gehabt, das Exempel Chanel zu studieren.

Auch die Kürschner hatten gelernt und gaben ihren Kunden Parfums mit nach Hause, die den einzigen Sinn und Zweck hatten, die starken Eigengerüche der Pelze zu übertünchen. *Hermine*, *Zibeline*, *Chinchilla Royal* hießen diese Parfums, von denen niemand weiß, wie sie rochen.

Zwei Lektionen waren es, die Modeschöpfer wie Jean Patou und Jeanne Lanvin von Coco Chanel gelernt hatten.

1. Aus dem Schatten der grande dame herauszutreten, gehörte zu den schwierigsten Dingen der Welt. (Nur Elsa Schiaparelli mit ihrer Unverfrorenheit und ihrem mitunter genialen Witz war in der Lage, ihr Paroli zu bieten. Aber dazu später.)
2. Ein Parfum kann ein großartiges Werbeinstrument für die Couture-Linie eines Modeschöpfers sein. Der Ruf des Hauses Chanel gründet sich nachhaltig auf den immensen Erfolg des Parfums. Ähnliche Erfolge gelangen Jean Patou mit *Joy* (1930), das immer noch als das teuerste Parfum der Welt gilt,

und Jeanne Lanvin mit *Arpège* (1927) sowie Schiaparelli mit *My sin*.

Worth oder Schiaparelli existieren als Couturehäuser schon lange nicht mehr, erzielen aber nach wie vor beachtliche Umsätze mit ihren Parfums, die immer noch auf dem Markt sind.

Die Parfümeure fühlten sich durch die wachsende Couturiers-Konkurrenz beunruhigt. Sie sahen ihren Berufsstand gefährdet und wehrten sich, indem sie den Rivalen aus der Modebranche Dilettantismus vorwarfen. »In den Augen der Profis hatte der Couturier ungefähr soviel Begabung, ein Parfum herzustellen, wie der Parfümeur für die Mode«, schrieb die Zeitung *l'Excelsior*.

Die Ängste der Parfümeure verstummten bald, denn die Modeschöpfer waren mangels Fachkenntnis ohnehin auf sie angewiesen. Sie arbeiteten mit den Grundstoffproduzenten zusammen oder ließen die Düfte in Laboratorien herstellen. Leute, die sich mit Parfums auskannten, brauchten sie auf jeden Fall. Sie selber hatten ja nur ihren klingenden Namen. Für gutes Geld ließen sie sich schon überreden, den in Lizenz zu vergeben.

Mit Dorothy Parker, der witzigsten und klügsten Autorin des New York der 20er Jahre, kam der Blues in die Literatur. Elsa Schiaparelli brachte in den 30er Jahren den Witz in die Mode.

Die gebürtige Römerin benahm sich unter den Pariser Couturiers wie ein Wirbelwind und scheuchte sie auf in ihrer Vornehmheit. Ganz nach dem Motto, es reicht, wenn Depression ein Begriff aus der Wirtschaft ist, sagte sie der Tristesse, den dominierenden dunklen Tönen den Kampf an und hauchte der Mode mit grellen Farben Leben ein.

Ein Hauch von überdrehter Verrücktheit war bald das Markenzeichen ihrer Modelle. Das war ganz nach dem Geschmack Hollywoods. Filmstars wie Katherine Hepburn, Joan Crawford, Gloria Swanson, Greta Garbo, Marlene Dietrich und Mae West wurden Schiaparelli-Kundinnen. Brav trugen sie die Pullover mit den trompe l'œil-Effekten, den Schleifen und dem Skelett-Muster.

Elsa Schiaparelli, die Koboldin, das anerkannte Enfant terrible, war eine nie versiegende Quelle verrückter Ideen – immer gut für einen Gag. Sie verwendete Zeitungsausschnitte als Stoffmuster und führte den Reißverschluß in die Haute-Couture ein. Hüte sahen bei ihr manchmal aus wie auf dem Kopf stehende Eistüten, oder sie hatten die Form von Pariser Sehenswürdigkeiten. Nicht genug damit, daß Schiaparelli-Handtaschen wie der Eiffelturm oder wie Sacré-Cœur aussahen, wenn man sie aufmachte, leuchtete plötzlich Licht in der Tasche, und es ertönte ein Gassenhauer. So kam der Surrealismus in die Mode.

Die Schiaparelli-Connection galt als schick. Die Künstlerstars aus dem Paris der 30er Jahre scharten sich um die Modeexzentrikerin. Leute wie Pablo Picasso, Jean Cocteau, Christian Bérard oder Salvador Dali zählten zu ihrem Freundeskreis.

Da sie fürstliche Honorare zahlte, hatte sie auch etwas von ihren Freunden.

Cocteau zeichnete Kleiderentwürfe, Dali entwarf für Schiaparelli Stoffe und den vielleicht verrücktesten Flakon der Parfumgeschichte, *Le roi soleil*, ein von Strahlen umkränztes Sonnengesicht mit fliegenden Schwalben in einer goldenen Muschel. Heute einer der teuersten Flakons der Welt.

Ein Geniestreich gelang Elsa Schiaparelli 1937 mit dem Parfum *Shocking!*. Der Flakon sah aus wie eine Miniaturausgabe von Mae West, mit einem um die Taille geschlungenen Zentimeterband. Die Idee dazu hatte die Modeschöpferin, als sie einmal für ein schreiend pinkfarbenes Strickkleid für Mae West eine Schneiderpuppe nach den üppigen Formen ihrer berühmten Kundin modellieren ließ.

Dieses Parfum war wirklich shocking! Der Flakon steckte in einem schreiend pinkfarbenen Karton. Im Handumdrehen wurde die Signalfarbe shocking pink zum Markenzeichen des Hauses Schiaparelli.

In diesem Fall hatte das Parfum auf die Modelinie zurückgewirkt, und nicht umgekehrt, wie es normalerweise der Fall ist.

Damit nur ja kein Detail im perfekten Image fehlte, ließ sich Salvador Dali eine skurrile Schaufensterdekoration einfallen. Es war eine surrealistische Skulptur in Gestalt eines ausgestopften rosa Bären mit Schubfächern im Bauch.

Coco Chanel war neidisch auf die Italienerin mit den »scheußlich bunten Pullovern«. Angeblich hatten ihre Verkäuferinnen die Anweisung, Kundinnen, die aus der Schiaparelli-Boutique in das nahe gelegene Haus Chanel kamen und Päckchen in Schiaparelli-Pink dabei hatten, diese mit spitzen Fingern abzunehmen und diskret an der Garderobe zu deponieren. Sie galten als Provokation.

Berühmt geworden ist auch *Snuff*, das erste Männerparfum aus einem Couturehaus, damit der daheimgebliebene Ehegatte auch etwas von Schiaparelli hatte, wenn Madame vom Einkaufsbummel zurückkam.

Snuff war kein gewöhnliches Parfum, das sah man sofort. Der Flakon hatte die Form einer Kristallpfeife. Das waren Witz und Didaktik gleichzeitig, denn mit solchen Dingen kannten sich Männer schließlich aus.

Mit *Si*, einem Parfum, das sie gleich nach Kriegsende auf den Markt brachte, hatte Elsa Schiaparelli weniger Glück. Juliette Gréco rührte dafür die Werbetrommel. Wenn sie ganz in Schwarz mit ihrer rauchigen Stimme den eigens dafür komponierten *Valse de Si* vortrug, sahen sich die Amerikaner in die Existentialistenkeller von Saint-Germain des Près versetzt. Und da lungerten nur Kommunisten herum, da waren sie sicher. Juliette Grécos Vortrag fiel der Zensur zum Opfer.

Elsa Schiaparelli blieb nicht die einzige, die mit der Kombination Mode und Parfum ihren Spaß hatte. *9 × 9*, ein Parfum von Paquin, das 1939 herauskam, steckte nicht in einem gewöhnlichen Karton, sondern in einem Musikkoffer, der einen Brahmswalzer spielte.

Pierre Balmain versuchte, seine eigene Telefonnummer zu einem Markenzeichen zu machen. Das Parfum, das mit seiner ersten Kollektion im Jahr 1945 auf den Markt kam, hieß *Elysée 64.83*. Zwei Jahre später konnte er mit *Vent Vert*, einem Klassiker der grünen Chypre-Düfte, einen Riesenerfolg landen. Im Zuge der ökologischen Welle der 90er Jahre tauchten mit Brigitte Bardot in der Versenkung verschwunden geglaubte Modedüfte aus den 60er Jahren wie *Vent vert* von Balmain oder *Ô de Lancôme* wieder auf. Sie verbindet hauptsächlich die Farbe Grün:

auf Schachteln, Etiketten und Verschlüssen sowie das Image *grüner* Frische.

Aber zurück in der Parfumchronologie der 40er Jahre. Nach den grünen Chypre-Düften kam die Wiederentdeckung der Weiblichkeit, und der Ernst kehrte ebenso zurück in die Mode wie Spitze und weitschwingende Röcke.

Marcel Rochas (Markenzeichen seiner Mode: eckige Schultern, Wespentaille) nannte die Dinge beim Namen. *Femme* hieß sein Parfum, das 1944 vorgestellt wurde, und es sah auch so aus. René Lalique hatte einen Flakon mit den Formen einer Frau entworfen.

Aus der Präsentation des Parfums machte der Modeschöpfer, der zahlreiche amerikanische Filmschauspielerinnen zu seinen Kundinnen zählen durfte, eine Haupt- und Staatsaktion. Man mußte entweder im *Who is who* stehen, um überhaupt eine Einladung zur Subskription des Duftes zu erhalten. Oder es genügte, wenn man Herzogin von Windsor oder Vicomtesse von Noailles war.

Anläßlich der Ausstellung *Les parfums à travers la mode*, die Rochas zu Ehren des vergessenen, aber von ihm bewunderten Paul Poiret veranstaltete, fand 1945 die öffentliche Präsentation statt.

Da konnte man ihn dann bewundern, den Flakon mit den Formen, die so rund waren wie die Hüften einer Frau. Da lag er, von weißem Tüll umhüllt, in einer ovalen Schachtel, von schwarzer Spitze bedeckt.

Es war ein starker, schwerer Duft, ganz dem Geschmack der Nachkriegszeit entsprechend. Damals liebte man es aufzufallen, allein schon deswegen, weil ein Parfum, das jedem in die Nase stieg, vielleicht nicht von absoluter Distinktion zeugte, dafür aber bewies, daß man zumindest soviel Geld besaß, um sich den Luxus Parfum überhaupt leisten zu können.

Hätte Rochas damals gewußt, daß es einmal einen Film geben würde, der *Wenn die Gondeln Trauer tragen* heißt, gewiß hätte er frohlockt. Schwarze Spitze war seit *Femme* sein Markenzeichen.

Das dazugehörige Kleid – jedem Parfum entsprach ein heraus-

ragendes Modell einer Kollektion – hieß natürlich auch Femme und hatte einen schwarzen Satinrock sowie eine Corsage aus schwarz-weißer Spitze.
Bei den Folgeparfums variierte Spitzenfetischist Rochas wenigstens die Farben. *Mousseline* (1946) war mit gelber Spitze umhangen, *Mouche* mit blauer und *La Rose* mit rosaroter. Bei Accessoires, wie Taschentüchern, Halstüchern, Fächern, aber auch bei Verpackungen und Kosmetika, kam wieder unverwüstliche schwarze Spitze zum Einsatz.
Nina Ricci ist mit dem von Lalique gestalteten Flakon für *L'air du temps* (1948) berühmt geworden. Die Statuette eines fallenden Engels im Kleinformat ist ganz im romantisch-verträumten Ricci-Stil. Heute gilt *L'air du temps* als hoffnungslos veraltet. Der Flakon gilt als zwar auffällig, aber kitschig, und der Blümchenkarton tut ein übriges.
Verkäuferinnen rümpfen die Nase, wenn man einen Duftstreifen mit *L'air du temps* verlangt. »Das wird vor allem von älteren Damen gerne genommen«, sagen sie mit leiser Verachtung in der Stimme. Ein Parfum für Miß Marple.
Die herausragende Persönlichkeit, die der Mode der Nachkriegszeit ihr Gepräge gab, war Christian Dior. 1947, ein Jahr nach der Eröffnung seines Salons und nachdem die Eruption des *New Look* die Mode-Gazetten dieser Welt erschüttert hatte, gründete Dior eine Parfumfirma. Wenig später kam *Miss Dior*, gedacht als Hommage an seine Schwester, auf den Markt. Es folgten die Parfums mit den verspielten Namen: *Diorama* (1949), *Diorissimo* (1954), *Diorling* (1963), *Diorella* (1972). »Die Mode stirbt jung«, hat Jean Cocteau einmal gesagt. Die Manager mancher Modeimperien halten den Stil ihres Hauses für unsterblich, bis sie untergehen.
Bei Dior muß es zumindest ein paar Leute gegeben haben, die erkannten, daß man nicht ewig von der Gloire der 50er Jahre zehren kann. Mit *Poison* und *Fahrenheit* gelang es immerhin, zwei *modernere* Parfums auf dem Markt zu etablieren.
Denn die Dame namens Rosine Vidard hatte nur allzurecht, als sie schon in den 60er Jahren in der Zeitschrift *Candide* schrieb: »Die 3000 Frauen auf der ganzen Welt, die sich die Haute-Cou-

ture leisten können, reichen nicht aus, um auf eine positive Bilanz zu kommen. Die Modehäuser können dank der Gewinne aus den Parfums überleben.«

Viele haben diese Feststellung als Ratschlag aufgefaßt. Seit den 60er Jahren findet sich alle naselang ein neuer Name auf der Liste der Couturier-Parfümeure.

Von Cardin, Courrèges bis zu Guy Laroche, Ted Lapidus, Jil Sander und Wolfgang Joop. Auffallend nur die Zurückhaltung der Engländer bei der Parfum-mania. Dabei könnten sie auf jeden Fall auf eine längere Parfümeurstradition verweisen als die Deutschen. Die lassen sich das Geschäft mit dem Duft nicht entgehen und liefern, wenn es sein muß, auch noch eine hausgemachte Philosophie mit.

Der Jeansschneider Otto Kern markiert für sein Parfum *Noa Noa* den Bildungsbürger und bekennt auf dem Beipackzettel: »Seit meiner Jugend hat mich immer ein Künstler besonders fasziniert. Sein Werk ist ebenso außergewöhnlich, wie es sein Leben war – es ist Paul Gauguin, der große französische Maler.« Und wenn man wissen wolle, fragt er weiter, was er sich dabei *gedacht* habe, als er das Parfum und die dazugehörige Körperlotion usw. *Noa Noa* genannt habe, so verweise er auf den Titel des Gauginschen Südsee-Tagebuchs: *Noa Noa*. Das Wort aus dem Polynesischen bedeutet schlicht ›Wohlgeruch‹.

Colette formulierte ihre These zwar überaus poetisch, sagte aber trotzdem nur die halbe Wahrheit über die Couturiers und das Parfum, wenn sie meinte: »Der Modeschöpfer weiß besser als andere, was die Frauen brauchen, was zu ihnen paßt. Dank dem Couturier-Parfümeur kann das Parfum mehr werden als ein Ton im Orchester der Eleganz: es kann, es muß zum Thema, zur Melodie werden. Zum klaren und direkten Ausdruck des Geschmacks unserer Zeit.«

Der Modeschöpfer, der ein Parfum auf den Markt bringt, hält den Flakon in der rechten Hand, und mit der linken öffnet er die Kasse. Das ist nicht verwerflich, sondern eine ökonomische Notwendigkeit, denn die Haute-Couture ist teuer.

Die Lancierung eines Parfums verschlingt gewaltige Summen, die ein Couturier selten allein aufbringen kann. Nicht umsonst hat Louis Féraud sein Modeimperium ruiniert, als er sein Parfum mit seinem eigenen Kapital auf den Markt bringen wollte. Normalerweise besitzen die Modeschöpfer die Parfumhäuser nicht, die ihren Namen tragen, sondern sie gehören großen Industriegruppen, die oft in verwandten Sektoren wie Chemie oder Pharmazie tätig sind.

Mit neuen Düften an die Devisen überschrieb die Frankfurter Rundschau einen Artikel über »die Trends der Kosmetik-Häuser« und stellte nüchtern fest: »Wie beginnt ein Erfolgsrezept? Natürlich: ›Man nehme...‹. Also: Man nehme einen vielversprechenden Mode-Designer, mixe ihm ein Parfum, setze später mit einer Serie dekorativer Kosmetik nach – und präsentiere den Designer vor seinem Beauté-Hintergrund dem Publikum. Es müßte schon mit dem Teufel zugehen, wenn der Mann und sein Parfum kein Renner würden.«

Christian Lacroix, für gewöhnlich erfolgsverwöhnt mit seinen opulenten, farbenprächtigen Kollektionen, ereilte mit seinem Parfum *C'est la vie* das Verliererpech. Dabei hätte eigentlich nichts schiefgehen können. Der Star des Finanzmagnaten Bernard Arnault, der ursprünglich ein Auge auf das Dior-Imperium geworfen hatte und sich dann mit dem talentierten Nachwuchs begnügen mußte, hatte die Lancierung seines Parfums perfekt inszeniert.

Bei der Vorstellung des süßlich blumigen Duftes in der Pariser Opéra Comique ließ Lacroix eine Tänzerin in einem rosaschwarz-goldenen *C'est la vie*-Kleid die rosa-schwarz-goldene Torte anschneiden. Die Journalisten bekamen eine herzförmige Brosche als Präsent überreicht. Sie war so shocking pink, als wäre sie ein Stück von Schiaparelli. Aber keine Werbekampagne der Welt konnte aus *C'est la vie* einen Erfolg machen. In seiner barocken Aufmachung war es zielsicher am Stil der 90er Jahre vorbeiproduziert.

Allein schon durch die grell rosa Schachtel sieht es irgendwie klebrig aus. Man riecht damit wie eine Nutte, sagen erbarmungslose Kritikerinnen. Christian Lacroix wird also noch ein bißchen üben müssen, bis er sich ein Plätzchen im Pantheon der Couture-Parfümeure gesichert hat.

Besser erging es Lacroix' Modeschöpferkollegen Thierry Mugler und Issey Miyake, als sie Anfang der 90er Jahre Parfums unter ihren Labels auf den Markt brachten. Vor allem der Japaner Miyake hat mit *L'Eau d'Issey* den Trend der 90er Jahre getroffen und mit seinem ungewöhnlichen Parfum auch kommerziell einen Volltreffer gelandet. Denn die schweren, intensiven Düfte der 80er Jahre sind jetzt in erster Linie auf den Out-Listen zu finden, im Zuge der Öko-, Gesundheits- und Natürlichkeitswelle liegen frische, leichte Düfte im Trend ganz weit vorne. *L'Eau d'Issey*, dessen Flakon an eine Quelle sprudelnden Wassers erinnern soll, entwickelt aus den Kopfnoten Zyklamen, Freesien, Rosenwasser und Lotus sowie aus den Herznoten Pfingstrose, weiße Lilie, Nelke einen auffallenden ultrafrischen Duft, der so zitrusartig wirkt, daß man sich im ersten Augenblick eher an ein Luxusspülmittel als an ein traditionelles Luxusparfum erinnert fühlt. In Wirklichkeit aber ist *L'Eau d'Issey* ein hochkonzentriertes Parfum, das gekonnt mit dem Thema Natürlichkeit kokettiert.
Eine ganz andere Duftrichtung hat Thierry Mugler mit *Angel* eingeschlagen. Es ist der Versuch eines kühnen, exzentrischen Parfums, das mit der Künstlichkeit, mit der Dekadenz spielt und Noten von Vanille und Karamel enthält – ein Parfum wie ein Bonbon, und dabei gar nicht süßlich, sondern ein ungewöhnliches, kühnes Parfum.
Die Konkurrenz schläft nicht. Jetzt haben auch noch der Schuhdesigner Charles Jourdan und der Kofferfabrikant Louis Vuitton Parfums auf den Mark gebracht.

Der Duft der großen Namen. Jedem Star sein Parfum

Heute muß man nicht mehr Lanvin, Patou, Dior oder Yves Saint-Laurent heißen, um ein Parfum zu lancieren. Es genügt, ein aus Film und Fernsehen bekannter Star zu sein. Alles was man dann noch braucht – abgesehen von einem guten Duft –, ist eine ausgeklügelte Werbestrategie, um sich auf dem übervölkerten Markt sein Plätzchen zu erobern.

Das Spiel ist bekannt und Woche für Woche in den Fußgängerzonen der Großstädte zu beobachten. Ein halbwegs bekannter Mensch, beispielsweise ein Filmstar wie Catherine Deneuve, eine Nachtklubkönigin wie Régine oder Modemacher wie Otto Kern oder Bogner, bringt unter seinem Namen ein Parfum heraus, und schon riechen eine Woche lang die Fußgängerzonen der größeren Städte nach diesem einen Duft. Es ist schwierig, ungeschoren und unbesprüht die Parfümerieabteilung großer Kaufhäuser zu passieren. Eine Woche später dasselbe Spielchen mit dem nächsten aufregendsten Duft, den es je gab.

Die Parfums verlangsamen die Zeit. Sie sind flüchtige Magier, die es Mann und Frau erlauben, ihren Körper und ihre Seele zu verschönern.

Hoffnungslos nostalgische Beschwörungen wie diese können wir Georges Vindry nur verzeihen, weil er Kurator des *Musée international de la parfumerie* in Grasse ist. Der Mann braucht seinen Glauben.

Natürlich gab es einmal eine Zeit, in der das Parfum eine faszinierende Magie hatte und Männer allein durch den Gedanken an das Toilettetischchen im Boudoir der Geliebten ein Gefühl von Schmetterlingen im Bauch bekamen. Aber das war zu einer Zeit, als Männer wegen eines entblößten Frauenfußes den Kopf verloren. Der Mann, der meinte, das Parfum sei das einzige Erotikon, das die Sexwelle heil überstanden hat, irrte. Die erotische Anziehungskraft des Parfums besteht nach wie vor, aber die Magie und das Geheimnis gehören der Vergangenheit an.

Die zu beobachtende Aufweichung des Depotsystems tut ein übriges zur endgültigen Entmythologisierung des Parfums. Bei den hochpreisigen, am obersten Rand der Skala angesiedelten Marken wird nach wie vor streng darauf geachtet, die Exklusivität zu wahren und sowohl Parfums als auch Kosmetika nur über ausgewählte Parfümerien, wie es dem Depotsystem entspricht, zu vertreiben. Die Aufweichung betrifft die mittleren Preisklassen. Immer öfter sind Parfums dieser Kategorie in Drogeriesupermärkten neben namenlosen Billigprodukten zu finden. Das Parfum, ein Fall für die Gemischtwarenhandlung?

Das ist keine Klage, sondern eher eine rhetorische Frage. In jedem Fall ist die Entwicklung logisch. In westlichen Gesellschaften ist Parfum heutzutage ungefähr so exklusiv wie Sekt trinken oder Sushi essen.

Nach dem Zusammenbruch der kommunistischen Regime, als man noch naiv an rasche Demokratisierung und noch schnellere Anpassung an das Wirtschaftssystem des Westens glaubte, entdeckten die Konzernmanager den Osten als riesiges Parfumbrachland. »Der russische Markt ist ein großer Hoffnungsmarkt«, erklärte der französische Konzernmanager Philippe Guerlain, und Evelyn Lauder, die Managerin des Estée Lauder-Konzerns, äußerte sich in einem Interview mit einem österreichischen Monatsmagazin euphorisch über die gewaltigen Marktressourcen, die sich im Osten auftun.

Die rosigen Aussichten für die Parfummanager sind inzwischen durch die politischen Entwicklungen einigermaßen getrübt worden.

Parfum-Marketing

Im Parfummarketing von heute hat längst das kühle Rechnen die Schwärmerei verdrängt. Von Harmonie und Komposition redet kaum noch jemand, heute spricht man von Briefing und Marktsegmenten.

Die nostalgischen Reminiszenzen, die Vorstandsmitglieder gelegentlich in Referate einfließen lassen, wenn sie etwa mit Victor Hugo das Parfum »einen Hauch des Himmels« oder mit Paul Valéry »einen Tempel der Erinnerung« nennen, sind Gefühlsappelle an jahrtausendealte Mythen von der Sinnlichkeit des Duftes. Nostalgika vor klingelnden Kassen.

Maurice Roger, der Präsident von Parfums Dior, versuchte anläßlich der Verleihung des *Prix International de la Parfumerie 1987* für *Poison* eine solche Brücke über die Jahrhunderte zu schlagen. Die Legende um Katharina von Medici verbinde sich mit »unserem *Poison*«, dem »Gift des Herzens«, sagte er, und erzählte die Geschichte von der königlichen Hexe, die ihre Feinde mit präparierten, mit Gift parfümierten Handschuhen vom Leben in den Tod beförderte.

Die Lancierung eines neuen Parfums ist mit gigantischem Aufwand verbunden. Immense Gelder fließen in Recherche, Marktstudie und Werbung. Eine große Firma wie Guerlain bringt nur ungefähr alle vier Jahre ein neues Parfum auf den Markt. Bei anderen Häusern ist der Abstand noch größer.

Allein für die Entwicklung des Produkts muß man etwa drei Jahre veranschlagen. Der Anfang aller Dinge ist die Marktstudie. Man erfindet, so Philippe Guerlain, *la cliente robote*, die Roboterkundin und legt sich das Modell einer imaginierten Idealkundin zurecht. »Man legt das Alter fest, sucht eine Grundfarbe, die mit dem Konzept harmoniert, entwirft einen Flakon, sucht den Namen. Ein Parfum muß harmonisch sein, bis ins letzte Detail eine Einheit.«

Dann folgt das Briefing, das die Eigenschaften festhält, die diesem Parfum zugeschrieben werden. Individualität, Aura und Persistenz, also die Stabilität des Duftes werden beschrieben. Dem Parfümeur kommt dann die schwierige Aufgabe zu, einen individuellen Geruch zu finden, der exakt auf die verbale Beschreibung paßt.

Heutzutage erledigen diese Arbeit im Normalfall hochprofessionelle Chemiker in den Laboratorien großer Konzerne. Echte *Nasen* sind eine hochbezahlte, aber äußerst rare Spezies. Nicht mehr als 30 bis 40 wirkliche Spitzenleute gibt es heute noch auf der Welt. Nur mehr wenige große Häuser, wie Chanel etwa, leisten sich eigene Stars zur Parfumkreation. Daneben gibt es einige wenige, die sich auf dem freien Markt bewegen und ihre Duftschöpfungen den Kosmetikimperien anbieten.

Ein Parfum besteht nicht aus dem Duft allein. Name und Flakon sind wesentliche Bestandteile des Images, auf sie konzentriert sich die konnotative Werbung. Seit dem Beginn dieses Jahrhunderts, seit den Tagen von Lalique und Coty, verdankt ein Parfum seine Unverwechselbarkeit zum nicht geringen Teil dem Flakon. (Siehe Kapitel *Flakons*).

In jedem Fall ist die Lancierung eines Parfums ein finanzieller Parforceritt.

35 Mio. Dollar kostete die von Ogilvy realisierte Werbekampagne für *Passion of Liz Taylor*. Die Kosten für eine Urheberrechtsklage der Französin Annick Goutal selbstverständlich nicht mitgerechnet.

Die hatte bereits 1981 ein Parfum namens *Passion* auf den Markt gebracht. Das ignorierten die Marketingverantwortlichen der Unilever-Gruppe, als sie dem Hollywoodstar vorschlugen, ein gleichnamiges Parfum auf den Markt zu bringen. Goutal prozessierte und gewann. Die Diva mußte klein beigeben und ihr Produkt *Passion of Liz Taylor* nennen.

Dafür versuchte die Taylor um so farbenprächtiger unter Beweis zu stellen, daß Passion eine allein ihr gemäße Eigenschaft ist.

Wie aus den Werbesujets – Flakon vor dekolletierter Diva – zu ersehen, korrespondiert die in der Aufmachung ganz in changierendem Blau/Violett gehaltene Linie fabelhaft mit den katzenhaft geschminkten, strahlend blauen Augen des Filmstars. Allein das Wildkatzenimage reicht als Legitimation für die alleinige Anwärterin auf ein Parfum namens *Passion*. Es ruft ganz von selber all die bekannten Skandalgeschichten und Affären der Diva, die sechs oder sieben Ehen, die wilden Szenen mit Richard Burton aus der Serie *Sie küßten und sie schlugen sich* in Erinnerung. Man kann ja auch Leidenschaft dazu sagen. Schließlich muß die Identität eines Produkts bis ins letzte Detail stimmen.
Die geschäftliche Liaison zwischen den Filmstars, den Popgrößen, den Sportikonen und der Parfumindustrie ist nach dem einfachsten aller trivialen Muster gestrickt. Eine Endlosserie mit wechselnden Hauptdarstellern, aber immer gleicher Handlungsanweisung.
Man nehme einen Star. Man richte gewissermaßen ein Spotlight auf sein Image. Beispielsweise als Held einer Fernsehserie oder Witwe eines Rock'n'Roll-Idols. Anschließend lasse man die Grenzen zwischen dieser medialen Wirklichkeit und dem angepeilten Image des Produkts gekonnt verfließen. Man überlege sich die Plazierung auf dem Markt.
Ach ja, man suche einen Duft, der in etwa zu oben Genanntem paßt.

Ein paar Lehrstücke in Marketing:

Moments. Priscilla Presley.
Interpretation/Legende: Der herzförmige Flakon mit dem offenbar an Matissesche Techniken angelehnten Blumenmotiv schlägt die Erinnerungsbrücke zum Elvis-Hit *Heartbreak Hotel*. Nachfolgehit *Blue Hotel* des Elvis-Nachfolgers der 90er Jahre, Chris Isaak, bereits vorhanden. *Moments* könnte ebensogut ein Titel von ihm wie von Elvis Presley selber sein. *Moments* allgemein: die schönen Momente der schönen Priscilla mit Elvis, die zu kurzen Momente einer Ehe usw.
»Der King liebte ihre hinreißende Stupsnase. Heute ist Priscilla

Presley drauf und dran, eine der größten ›Nasen‹ der internationalen Parfümerie zu werden«, schrieb ein Gesellschaftsjournalist.

Spectacular. Joan Collins.
Gebrauchsanweisung: Die fashionable Diva, die aufbrausende Intrigantin, die böse Hexe aus *Dynasty*. Eine Person, die niemand übersehen kann, eine Frau, auf die die Männer fliegen wie die Motten ins Licht.

Carrington. John Forsythe.
Forever Krystle. Linda Evans.
Dynasty wird Wirklichkeit.

Vanderbilt. Gloria Vanderbilt.
Der Extrakt aus der Legende Gloria Vanderbilt oder die bittersüße Geschichte vom »armen reichen Mädchen der 30er Jahre«. Im Alter von 2 Jahren erbt Gloria das kolossale Vermögen ihres Vaters. Erbstreitereien. Als die jugendliche Milliardärin gerade zehn Jahre alt ist, ist sie Mittelpunkt eines der aufsehenerregendsten Prozesse der amerikanischen Justizgeschichte. Später schreiben zahlreiche unglückliche Affären ihre traurige Chronique scandaleuse personnelle fort.
Markenzeichen auf den Flakons, Spraydosen und Seifenstücken: ein Schwan. Bedeutung: Symbol für Feminität und Fragilität. In glücklichen Tagen spielte Gloria Vanderbilt einst im Theaterstück *Der Schwan* von Franz Molnar mit.
Werbetext Vanderbilt: »Das Parfum ist das Bild, das die Frau von sich selber hat, es verkörpert ihre Sehnsüchte. Es drückt aus, was sie hofft zu sein.«
Ein Parfum mit der Moral für arme Leute: Geld allein macht nicht glücklich.

Only. Julio Iglesias.
Klingt wie *only you*... Ein Duft zaubert die Schnulze ins Ohr.

Mystie. Légende pour hommes. Michael Jackson (keine Erklärung).

Omar Sharif. Omar Sharif.

Misha. Michael Baryschnikow.

Cher. Cher.

Stéphanie. Stéphanie von Monaco
...

Einer der ersten, der diesen einträglichen Geschäftszweig entdeckte und mit auslösend für die Parfum-mania unter den Showstars war, war Frank Sinatra. Gemeinsam mit seiner Frau Barbara posierte er vor Jahren für eine Plakatserie eines großen Kosmetikkonzerns. Text: »The most unforgettable women in the world wear REVLON«, aber nicht alle werden von Frank Sinatra geküßt.
Wenig später brachte der Showstar sein eigenes Eau de toilette auf den Markt: *Caesars for men.*
Das Schicksal kann aber auch gnadenlos sein. Selbst zu Filmstars. Ungaro kündigte Nastassja Kinski den Werbevertrag für sein Parfum *Senso.* Es soll wie Blei in den Regalen der Parfümerien gelegen haben.
Inzwischen geht die Ära der »Sänger- und Schneiderdüfte«, wie ein ungenannt bleiben wollender Parfümeur die Flut der expliziten Modedüfte, die in den 80er Jahren wie ein Heer von Eintagsfliegen den Parfummarkt überschwemmten, zu Ende.
Zwei neue Trends lassen sich beobachten: Bekleidungskonzerne wie »Benetton« oder »Naf Naf« lancieren für ihr überwiegend junges Publikum eher niedrigpreisige Parfums, und die Klassiker unter den Parfums feiern ihr fulminantes Comeback.
»Das Wiederaufleben der Klassiker«, sagt ein Experte des Holzmindener Duftproduzenten Haarmann & Reimer, »ist ein nicht zu übersehender Trend. Das hat wohl auch mit dem Zeitgeist zu tun. So wie sich die Leute im Moment auf Sicherheit hin orientie-

ren und längerfristige Dinge in Angriff nehmen, wollen sie Parfums, die man für einen etwas längeren Zeitraum trägt und die nicht gleich beim nächsten Trendwechsel untragbar geworden sind.« Das dürfte auch die Werbung erkannt haben, denn Dior bewarb das Comeback des schon 1947 kreierten und jetzt neu aufgelegten *New Look*-Duftes *Miss Dior* mit dem Slogan »Miss Dior ist ein großer Klassiker der Moderne«, ein »Meisterwerk, das über eine Zeit hinaus Charakter und Symbolkraft« besitzt.

Une femme ne porte pas mon parfum, elle devient Chloé.
Eine Frau trägt nicht einfach mein Parfum. Sie wird Chloé.

Karl Lagerfeld

Parfum und Werbung

...ein Geriesel aller Arten von Spitzen: Brabanter und Valenciennesspitzen, Brüsseler Applikationen, Points de Venise, wie fallender Schnee. Rechts und links türmten sich Tuchballen zu dunklen Säulen auf, die diesen tabernakelhaften Hintergrund in noch größere Ferne rückten. Und in dieser dem Kult weiblicher Anmut errichteten Kapelle befanden sich die Konfektionswaren: die Mitte nahm ein ganz unvergleichliches Stück ein, ein Samtmantel mit Besatz aus Silberfuchsfell; auf der einen Seite sah man einen seidenen, mit Fell gefütterten Radmantel, auf der anderen...

Über dem runden Busen der Schaufensterpuppen bauschte sich der Stoff, die kräftigen Hüften hoben die Zartheit der Taille stärker hervor, der fehlende Kopf war durch ein großes Preisschild ersetzt, das mit einer Nadel an dem roten Molton festgesteckt war, der den Hals umgab; und die Spiegel zu beiden Seiten des Schaufensters reflektierten und vervielfachten bis ins Endlose in einem wohlberechneten Spiel, bevölkerten die Straße mit diesen schönen verkäuflichen Frauen, die an Stelle eines Kopfes in fetten Zahlen ihren Preis trugen.

Emile Zola, Paradies der Damen

Mit der industriellen Revolution des 19. Jahrhunderts entstanden in den großen Städten die ersten Warenhäuser, die Konsumtempel und Kathedralen der bürgerlichen Gesellschaft, die Zola in *Au bonheur des dames*, »Paradies der Damen«, in einer Sprache rauschhafter Religiosität treffend schilderte. Durch den Be-

völkerungszustrom zu den Städten war genug Publikum für industriell massengefertigte Waren vorhanden.
Ständig tauchten auf dem Markt neue Produkte auf, die zuerst bekanntgemacht werden mußten, ehe man sie verkaufen konnte. Die Werbung trat als Vermittlerin auf den Plan.
Man mußte neue Bedürfnisse schaffen, eine Nachfrage, die in der Lage ist, die ständig wachsende Produktion zu absorbieren. Diese Evolution verlangte eine totale Änderung der Verkaufstechniken. Bis dahin waren die Produkte kaum markiert. Erst die Werbeplakate machten sie identifizierbar und trugen mit dazu bei, das zu schaffen, was wir heute unter Marke verstehen.

> *Der Wert einer sachgemäßen Reklame wird von allen Seiten rückhaltlos anerkannt, und jedermann versucht, nach besten Kräften und Verständnis, dieser allmächtigen Gottheit Opfer darzubringen. Das Bedürfnis nach guter Reklame ist berechtigt und beim Publikum mehr denn früher vorhanden; aus diesem Grunde mußte von berufener Seite versucht werden, neue Werte zu schaffen. Die Arbeit des Propagandachefs, wie der Leiter des Reklamebureaus im modernen Warenhause meist genannt wird, setzte hier ein. Die künstlerische Reklame wurde geboren. Reklame natürlich im wahrsten Sinne des Wortes, zu verstehen als packende Ankündigung, ohne Beiwerk und Belastung.*
>
> *Leo Colze, Berliner Warenhäuser, 1908*

Die Meister des *Art Nouveau* schufen Plakate für Parfums: *Lance parfum Rodo* von Mucha, *Eau de Lubin* von Grasset, *Parfumerie des Reines* von Tona, *Eau de Toilette Colson* von Misti. Unter dem Einfluß großer Parfümeure wie Piver, Pinaud, Roger & Gallet waren innerhalb der mit dem Nimbus des Luxuriösen behafteten Parfümerie erste Demokratisierungsansätze erkennbar. Mit *Le Petit Journal* von Polydor Millaud wird ab 1863 die Presse wichtigste Unterstützerin der Reklame. Zwischen 1905 und 1910 erringt sie den ersten Platz unter den effizienten Werbestrategien, und das Plakat als Werbefläche verliert zusehends seine Bedeutung an die Zeitungsanzeige.

Eine Dame wird lieber zu Fuß gehen und das Geld für den Omnibus sparen, um sich dafür mit Eau de Cologne Primiale zu parfumieren.

Anzeige aus Le Petit Journal um 1910

Gegenüber dem an eine undefinierte zufällige Öffentlichkeit gerichteten Plakat ist die Zeitungsannonce das präzisere Werbeinstrument, da sie sich an ein bestimmbares, eingrenzbares Publikum wendet. Die Aufwertung der Anzeige in den Printmedien hatte unter anderem mit einem sich wieder verändernden Status des Produkts Parfum zu tun. Unter dem Einfluß der exklusiven Modemacher-Parfümeure stieg es kurzfristig wieder in den Rang eines Luxusprodukts auf.
Damals kam ein neues Parfum selten ohne Beiwerk auf den Markt.
Kleine Präsente und Aufmerksamkeiten für die Kundin gehörten zum guten Ton. Der Fächer war eines der gängigsten Accessoires. Die frühesten dieser Werbegaben stammen aus dem beginnenden 20. Jahrhundert. Eine der ersten war der Fächer, den L. T. Piver 1903 für *Flomary* kreieren ließ. Bis zu ihrer Blütezeit, den 20er Jahren, kamen die meisten Fächer ohne Text aus. Die bildliche Darstellung war Botschaft genug:
Zwischen 1900 und 1910, auf dem Höhepunkt der *Belle Époque*, bevorzugte man den unschuldigen ruralen Typus: Das Blumenmädchen, dem die süßen Blumendüfte jener Jahre standen.
Ab 1910 kam der Typ *Haremsdame* als Botschafterin für die exotischen Düfte dieser Jahre zum Zug.
Nach dem 1. Weltkrieg wagten sich erstmals die Pioniere des Werbetextes an die Materie Parfum. *Royal Origan*, das Erfolgsparfum der Galéries Lafayette, wurde Anfang der 20er Jahre als »ultra subtil« angepriesen, und *M'Lati* beschrieb man lobend als »fremdartiges Parfum, einen blumigen, subtilen, verführerischen Duft«.
In den 30er Jahren reißt die Attraktivität des Fächers als Werbemittel ab.
Gelegentlich unternommene Wiederbelebungsversuche in der Nachkriegszeit blieben vergeblich: 1953 *Jolie Madame* mit dem

Slogan »mehr als ein Parfum, eine Präsenz«. *Diorissimo* (1956), *Clandestine* (1980) und jüngst *C'est la vie* (1989) folgten. Der Fächer ist ein Anachronismus, als werbewirksames Instrument kann er sich heutzutage nicht mehr durchsetzen.

Karl Lagerfeld, der eine umfangreiche Fächersammlung besitzt, setzte dem frivolen Accessoire ein Denkmal. Der Flakon für sein Parfum *KL* ist einem aufgeklappten Fächer nachgebildet.

Bis sie in den 60er Jahren von den Stars unter den Werbefotografen verdrängt wurden, bestimmten Zeichner und Illustratoren das optische Erscheinungsbild der Parfumreklamen. Berühmtheiten ihrer Zeit wie Abel Faivre, M. Arcoux und Mich entwarfen Sujets für L. T. Piver. Sie waren ebenso gefragt wie die Zeichner von *La gazette du bon ton*.

Als Pionier der Werbung erwies sich Paul Poiret. Er versandte parfümierte Karten an seine Kunden.

Heute attackiert eine regelrechte Phalanx von Designer-Parfums die Kundschaft. Anders als die wenigen »echten« Parfümeure, die sich auf dem Markt behaupten konnten, können die Modeschöpfer ihr ganzes Accessoire-Ensemble von Brillen und Gürteln bis zu Tüchern und Schmuck als kostenlose Werbeträger in die Schlacht um Verkaufszahlen werfen.

Nach dem Krieg versuchten sich nicht wenige Maler als Werbegrafiker. Bérard, Vertès und Dali arbeiteten für Paquin, Ricci, Schiaparelli und Lelong.

In den 50er Jahren hieß der große Star der Parfumreklame Renato de Zavagli. Unter seinem Künstlernamen Gruau arbeitete er für Balmain (*Elysée 64.83, Vent Vert, Jolie Madame*), Jacques Griffe (*Griffonnage, Mistigri*) und vor allem für Dior. Der weiße Schwan, mit dem *Miss Dior* (1947) um Kundinnen warb, stammte ebenso aus seiner Feder wie die damenhaften Porträts für *Diorella* und *Diorissimo* und die Silhouette des Mannes im weißen Bademantel für *Eau Sauvage*.

In den 60er und 70er Jahren geht die Produkttendenz zum Eau de toilette: *Eau Sauvage* von Dior (1966), *Ô* von Lancôme (1969), *Eau de Rochas* (1970), *Eau Folle de Guy Laroche* (1970), *Eau de Patou* (1976). Diese Entwicklung entspricht einer neuen Art und Weise, sich zu parfümieren.

Das Parfum ist längst nicht mehr Luxus, und ein Wort wie »Treue« zählt in den 60er Jahren zu den vollkommen veralteten Begriffen. Auf die Idee, einem einmal gewählten Produkt ein ganzes Leben die Treue zu halten, konnten nur noch Großmütter kommen.

Ein Eau de toilette ist erschwinglich, und es suggeriert Leichtigkeit, Dynamik und Aktivität. Es ist das perfekte Massenprodukt. Die Verteilung der Werbebudgets spiegelt das Image. Eau de toilettes werden im »breiten« Medium Werbefilm gleichermaßen beworben wie in der differenzierbareren Printmedieneinschaltung. Bei den weitaus teureren höher konzentrierten Parfums dominiert die Presse deutlich gegenüber dem Film (75 gegenüber 15 Prozent).

In der Gestaltung der Werbesujets lassen sich zwei Tendenzen beobachten. 1. Teuer eingekaufte Starfotografen prägen die Ästhetik der Spots mit ihrem Stil. 2. Immer öfter und immer spektakulärer erzählen Werbespots ganze Geschichten. *Eau Folle* (1976) von Guy Laroche zum Beispiel setzte ganz auf spektakuläre Effekte. Das paßte schließlich vorzüglich zum aufrührerischen Geist dieser Jahre. Der Flakon hatte die Form einer Pistole. Was lag also näher, als auf dem Plakat eine Frau abzubilden, die sich die Waffe an den Kopf setzte. Und sich damit Parfum ins Ohr spritzte. Schließlich lautete der Slogan: *Vivez d'humour et d'eau folle.* Humor und Eau folle wurden da als Lebenselixier angepriesen.

Parallel dazu zeichnete sich Mitte der 70er Jahre eine Rückkehr zu Romantik und zur femme-fleur ab. Genau richtig für jene, die sich zeitgemäß für Menstruationsmythologie, Mondphasen und *Neue Innerlichkeit* interessierten, aber weder Henna noch Patschuli viel abgewinnen konnten.

Fotografen wie David Hamilton für Nina Ricci oder Sarah Moon für Cacharel setzten die verträumte, mädchenhafte, gerade erblühende Frau sanft in Szene. Sie brachten die Weichzeichnung in die Parfümeriewerbung.

Le parfum est la musique du corps.
Das Parfum ist die Musik des Körpers.
Slogan für »Femme« de Rochas

Die großen alten Parfum-Couture-Häuser wie Chanel, Patou, Lanvin oder Rochas setzen auf vornehm zurückhaltende Werbestrategien, so als wollten sie den vorlauten Neulingen auf dem Parfummarkt mit Understatement Paroli bieten. Um in der Vorstellungskraft der Kunden die Imagepaarung Haute-Couture – high class perfumery entstehen zu lassen, vertrauen sie zuerst auf die Attraktivität ihres für Luxus und Qualität stehenden Namens und verzichten weitgehend auf aufsehenerregende Inszenierungen.

In den obersten Etagen des Luxus betrachtet man einen wie Jean-Claude Brialy, der zuerst nicht müde wird zu beteuern, daß *Mouchoir de Monsieur* sein Lieblingsparfum ist, dann aber für eine andere Marke brav das Sprüchlein »Une femme parfumée est un cadeau« (»eine parfümierte Frau ist ein Geschenk«) aufsagt, mit amüsierter Herablassung.

So vornehm und unterkühlt sich manche Spots auch geben mögen, eines ist allen Kampagnen gemeinsam: die Betonung von Individualität und (bei den Modeschöpfern) der Versuch, das Parfum möglichst nahe dem Image der ganzen Marke einzupassen.

Im Geist der Konsumentin soll aufblitzen, ach, ich weiß, das ist doch der, der... Nehmen wir den Italiener Franco Moschino zum Beispiel. Er hat es geschafft, sich mit harmlosen, aber regelmäßigen Versuchen in Provokation als eines der vielen Enfants terribles der Modebranche bekannt zu machen. Franco Moschino bringt ein Parfum namens Moschino auf den Markt und überlegt sich einen Gag. Er läßt eine kurzhaarige Frau in einem dekolletierten engen goldglänzenden Kleid abbilden. So als würde sie einen Cocktail schlürfen, nuckelt sie an einem Strohhalm, der aus der Parfumflasche ragt. *Nur zum äußerlichen Gebrauch!* hat ein talentierter Werbetexter dazugeschrieben.

Witz mit kaltem Kalkül nennt man das.

»Zehn Jahre lang hieß Parfumwerbung nichts anderes«, bedauerte der Modeschöpfer Nino Cerrutti einmal, »als einen Mann im Smoking und eine Frau mit einem Ausschnitt, der so tief war wie nur möglich, ins Bild zu setzen«. Heute nennen sich die Werber selbst »die Kreativen«, und sie wissen jede Menge ausgefallener Geschichten zu erzählen.

Werbekampagnen haben das Parfum und seine Verwender in ein Universum von Stereotypen zwischen Eros und Magie eingeschlossen. Kein Mythos blieb ausgespart, keine Legende unverwertet.

»Von allen wilden Tieren ist nur der Panther weiblich«, sagte Louis Cartier nach einer Afrikareise, wo er von der Grazie einer Pantherin so hingerissen war, daß er gleich ein Parfum nach ihr benannte. *Panthère* von Cartier setzt ganz auf die Analogie zwischen der verschlingenden Frau und der grazilen Pantherin.

Die Schlange als Symbol der Verführung ist ebenso Teil des werbewirksamen Bestiariums wie das weiße Pferd der Amazone, das von Jung als das Symbol des Geschlechtsakts identifiziert wurde. (*Amazone* von Hermès bedient sich dieser Symbolik.)

In letzter Zeit hat sich die Parfumwerbung auch als Fortbildungsinstitution für Fotografen und Geldquelle für Filmregisseure erwiesen.

Die Fotografen Richard Avedon und Helmut Newton drehten Werbefilme für Chanel, Dominique Issermann für *Nina* von Ricci.

Jean-Jacques Beineix schuf die Werbung für *Clandestine* von Laroche, David Lynch für *Opium* von Yves Saint-Laurent, Martin Scorsese drehte für Armani, und *Cyrano de Bergerac*-Regisseur Jean-Paul Rappeneau befaßte sich mit *Rive Gauche* von Yves Saint-Laurent.

Der Franzose Jean-Paul Goude, einer der Stars unter den Clip-Regisseuren, hat Vanessa Paradis, die dünne Sängerin mit der dünnen Stimme eines Vögelchens, in der Kampagne für *Coco* von Chanel als Kreuzung zwischen Josephine Baker und Paradiesvogel in Szene gesetzt. »Ich hoffe, Coco dreht sich nicht im Grab um«, lautete sein Kommentar.

Angesichts der gigantischen Summen, die auf dem Spiel stehen, erfordert die perfekte Organisation einer Werbekampagne zur

Lancierung eines neuen Parfums generalstabsmäßige Planung. Phase 1: Man engagiere die besten und teuersten Fotografen und Regisseure der Welt. Die Art und Weise, wie ein Parfum ins Bild gesetzt wird, kann über Erfolg und Mißerfolg entscheiden. Phase 2: Man inszeniere die Kampagne selbst so spektakulär wie möglich.

Der amerikanische Modeschöpfer Calvin Klein, ein Wunderkind in Sachen Marketing, weiß, wie so etwas geht. Bevor *Escape* im Herbst 1991 auf den amerikanischen Markt kam, erfolgte im Juni eine »Pre-Launch«: in diversen amerikanischen Magazinen erschienen Aufnahmen des Flakons, gestaltet vom weltberühmten Modefotografen Irving Penn. Im September, als das Parfum auf den Markt kam, wurde *Escape* via Fernsehspots, Zeitschriftenanzeigen und Folder beworben. Bruce Weber, der Leibfotograf zahlreicher Hollywoodstars, hatte für die Zeitschriftenanzeigen ein sich umarmendes Paar in unschuldigen weißen Badeanzügen fotografiert. Den Fernsehspot wiederum hatte Herb Ritts, auch er einer der teuersten Fotografen der Welt, gestaltet. Thema: Ein sich umarmendes Paar beim Wasserskilauf. Zwei Jahre später soll *Escape for men* in Amerika auf den Markt kommen, und das Spiel beginnt von neuem.

Flakons

Wie manches Mal hatte eine vorüberrauschende Robe ihm mit dem Duft einer Essenz verwischte Erinnerung zugeweht!
In alten Parfumflaschen hatte er oft auch Teilchen seiner Existenz wiedergefunden. Und die Gerüche von Straßen, Feldern, Häusern, Möbeln, die angenehmen und die schlechten, der warme Geruch von Sommernächten, der kalte Geruch von Winterabenden belebten ihm stets ferne Erinnerungen...

Guy de Maupassant

Der Geruchssinn als Sinn der Erinnerung. Das Parfum als Botschafterin entschwundenen Glücks und Trägerin verblaßter Souvenirs. Immer wieder haben die Dichter die schöne verflossene Vergangenheit besungen und sie durch die Erinnerung an den Duft der Geliebten wieder auferstehen lassen.
Auch Salvador Dali versuchte sich als Poet auf dem Gebiet der Parfümerie: »Von den fünf Sinnen, die der Mensch besitzt, ist der Geruchssinn zweifellos derjenige, der die beste Idee von Unsterblichkeit gibt«, meinte er.
Anno dazumal, als man sich noch ewige Treue bis über den Tod hinaus schwor, gingen gewiefte Parfümeure her und boten Flakons in Grabform an. Der verlassene Mann konnte sie zur ewigen Erinnerung mit dem Lieblingsparfum der verstorbenen Frau füllen.
Eine mindestens so schöne und traurige Geschichte wie die von der kleinen Phiole, die Archäologen am Beginn des 19. Jahrhunderts irgendwo auf dem Meeresgrund entdeckten. Der Boden

des Gefäßes war mit einer Schicht trockenen Salzes bedeckt. Die Phiole stammte aus dem 4. Jahrhundert, stellten die Forscher fest. Sie diente dazu, Tränen aufzufangen, interpretierten sie in Nostalgie schwelgend.
Spätere Analysen ergaben, daß sie nur zu lange im Meer gelegen hatte.
In ihrer Tausende von Jahren alten Geschichte waren Flakons immer »Phantasieobjekte«. Alltagsgegenstände, an denen sich der Geschmack der Zeit ausdrückte und Künstler ihre Einbildungskraft bewiesen.
Die ältesten Flakons der Welt sind rund 3000 Jahre alt. Es sind aus Terrakotta geformte Krüge, Töpfe und Kannen sowie anthropomorphe Darstellungen. Fabeltiere, die aussehen wie Schweinchen oder Fische oder so, wie sich die Ägypter ihre Sonnengötter vorstellten. Später, als die Glasbearbeitungstechnik ausgereift genug war, hat sich dieser Stoff durchgesetzt. Eine der ältesten Aufgaben des Glases war nun einmal die Aufbewahrung von Parfums und Kosmetika.
Zeitsprung. Im Telegrammstil eine kurze Führung durch die historische Abteilung des *Musée international de la parfumerie*, Grasse.
16. und 17. Jahrhundert: Der Pomander machte in Europa Furore. Er war meist aus Gold und sah aus wie eine Orange oder wie ein großes Tee-Ei. Man konnte ihn von oben öffnen, und jedes seiner meist sechs Reservoire enthielt einen bestimmten Duftstoff.
Später gab es prächtige birnenförmige Pomander, die wie richtige Kunstwerke aussahen.
18. Jahrhundert: In England wird der Flakon in Tiergestalt populär. Schwäne und Papageien erfreuen sich besonderer Beliebtheit. Aber der Flakon in Gestalt von Früchten oder Menschen (Clown, Harlekin) ist noch nicht aus der Mode gekommen. All diese Gegenstände wurden aus Porzellan hergestellt, das man mit bunten Farben bemalte.
Und bei diesen Gebilden täuschen Sie sich bitte nicht. Sie sehen aus wie Nippesfiguren, sind aber Parfumflakons. Die nackte Frauenfigur aus weißem Porzellan heißt *Girl in a swing.* Der

Mönch mit dem kleinen Kind auf dem Rücken ist namenlos geblieben.
Wer sich damals auf Reisen begab, hatte einen großen Toilettekoffer bei sich. Diese Koffer waren mit rotem Samt ausgeschlagen und hatten Abteilungen für die Unzahl von Dosen und Flaschen, die höhere Personen mit sich herumschleppten.
Lord Nelson konnte selbstverständlich nicht so viel Gepäck bei sich haben und mußte sich deshalb mit einem Taschenetui, das Platz für zwei Flakons bot, begnügen. Es wurde 1760 in Deutschland hergestellt und gehört zu den wertvollsten Sammelstücken des Museums in Grasse.
Flakons in Form von Engeln und Glocken waren in England Mode. Glücklich schätzen konnte sich, wer die *Fontaines à Parfum* besaß. Es ist dies ein nackter Knabe, der in den Brunnen pißt.
Ein anderes Juwel, als Liebesgabe gedacht, ist eine kreisrunde Schachtel mit aufgemaltem Herz, aus dem die Flammen steigen. »Il brûle pour vous« steht darunter: »Es brennt für Sie!«
19. Jahrhundert: Aus der Zeit um 1880 stammt dieses Beispiel für maximalen Manierismus: ein niedlicher Parfumwagen. Ein weißer Porzellanpudel zieht einen goldenen Karren mit vier bauchigen Kristallflakons darauf.
Weiterhin sieht man einen Goldflakon in Gestalt eines Fasans. Er stammt aus Holland, ebenso wie ein fischförmiger Silberflakon.
Im Frankreich des 19. Jahrhunderts hatte Baccarat als Glaswarenerzeuger einen klingenden Namen. Die Gestaltung des Flakons aus Glas steckte damals noch in den Kinderschuhen. Häufig entwarfen die Flakoncreateure gleichzeitig Flaschen für Spirituosen. Oft konnte man nur aufgrund der Größe erkennen, ob ein Glasobjekt eine Karaffe für Likör oder Wein oder ein Toiletteflakon war.
Von Pharmazie- oder Chemiebehältern unterschieden sich die Parfumflakons nur durch ihre bunten lithographischen Etiketten. Ab 1900 beginnt man das Augenmerk auf die Verpackung zu legen, und die ersten Erfolge in diesem Genre sind die Flaschen von Piver für *Trèfle Incarnat* oder *Flomary*.

Erst durch die Zusammenarbeit des Parfümeurs François Coty mit dem Glasbläser René Lalique wird der Flakon allmählich zum Fetisch. Gestaltung und Duft wurden eine Einheit, ein Markenzeichen. Von nun an war die Gestaltung des Flakons nicht mehr Aufgabe eines x-beliebigen Glasbläsers, sondern des Künstlers.
Lalique schuf eine Menge figurativer Flakons: Insekten, Blumen, Blätter und mit wallenden Gewändern drapierte Frauen aus Glas.
Später, in den 30er Jahren, entwarf er für Worth und Lucien Lelong dem nüchternen Zeitgeschmack entsprechend strenge, geometrisch geformte Flakons. Unter Sammlern zählen heute Lalique- und Baccarat-Flakons zu den gesuchtesten Raritäten. Sie erzielen absolute Spitzenpreise.

> *Wir haben für die ornamentik früherer perioden herrlicheres eingetauscht.*
> *Das edle material ist gottes wunder. Gerne gebe ich für eine wertvolle perlenschnur alle kunstwerke Laliques oder den ganzen schmuck der wiener werkstätte.*
>
> *Adolf Loos, Hands off! 1917*

Aus den 20er Jahren stammen nicht nur der berühmte Art Deco-Flakon für *Shalimar* von Guerlain und der schon erwähnte Klassiker der geometrischen Form, der *Chanel No. 5*-Flakon, sondern auch der kugelförmige Flakon für *Arpège* von Jeanne Lanvin. Die Verwendung von durchsichtigem schwarzen Glas ließ den Flakon zum zeitlosen Klassiker werden. Dieses recht nobel wirkende Material wurde am Ende der 70er Jahre durch die maskuline Parfümerie wiederentdeckt.
Beispiele für den Witz in der Flakongestaltung sind: *Normandie* von Patou (1935) mit einem Flakon in Form eines kleinen Ozeandampfers, das von amerikanischen Rhythmen inspirierte Parfum *Golli Wogg* (1925), dessen Flakon einem tanzenden Clown mit strubbeligen schwarzen Haaren ähnlich sieht, und *Roi soleil* (1945), ein weltberühmter, von Salvador Dali für Schiaparelli entworfener Flakon in Gestalt einer Sonne. Aber auch bei neue-

ren Flakonkreationen fehlt erfreulicherweise der Sinn für Humor und Wagnis nicht. Das Thierry Mugler-Parfum *Angel* etwa sprüht man sich nicht aus einem biederen Glasfläschchen, sondern aus einem Flakon in Form eines blauen Sterns auf die Haut. Elsa Schiaparellis *Shocking!*-Flakon aus 1937 in Form einer Miniaturbüste von Mae West stand Pate bei Jean-Paul Gaultiers schlicht und ergreifend *Jean-Paul Gaultier* benanntem blumigem Parfum. Der Flakon ist ein durch eine Corsage streng modellierter weiblicher Torso – ein deutlicher Hinweis auf Gaultiers Verdienste für Madonnas Outfit –, der in einer Blechbüchse steckt. So originell der Auftritt des Parfums sein mag, die allzu blumige, süßliche Note des Parfums, von Gaultier wohl als besonderer »konventioneller« Gag gedacht, enttäuscht.
Eine erstaunliche Geschichte hat der Flakondesigner Serge Mansau zu erzählen, der für *Montana* von Claude Montana einen Flakon wie eine Wendeltreppe aus Glas geschaffen hat. Die Geschichte dieses Flakons begann mit einer Zigarette. »Montana hatte mir beim Rauchen einer Gauloise eine Spirale blauen Rauches, die zur Luft hinaufstieg, gezeigt. Das müßte man in Materie umsetzen, hatte er mir gesagt. Diese Idee brachte ich spontan mit dem Entwurf einer Treppe für ein Museum in Verbindung, die wie ein Schraubengewinde aufsteigt und sich zum Raum hin öffnet.« Eine Trendwende hin zum Anachronistischen, zur Rückwärtsgewandtheit im Stil versucht Calvin Klein mit *Escape* zu markieren. Der Flakon für *Escape for men* wurde nach dem Vorbild eines antiken silbernen Rasierpinselhalters modelliert, die Verpackung des Parfums wiederum orientiert sich an Mustern in Elfenbein- und Beigetönen, wie sie für Reisekoffer im 19. Jahrhundert verwendet wurden.

Robert Granai, Skulpteur und Flakondesigner

Robert Granai hat sein Atelier im 9. Pariser Arrondissement, Rue Lafayette. In einem düsteren, weitläufigen Haus mit unendlich vielen Stiegen liegt es wie versteckt zwischen den verwinkel-

ten Gängen. Es ist ein Künstlerhaus, fast niemand wohnt hier, die Maler, Bildhauer und Zeichner verlassen abends ihre Ateliers.
Das Wort Atelier paßt gar nicht so recht. Das klingt nach Weitläufigkeit und Fabrikloft. Robert Granais Arbeitsraum ist hell, aber winzig wie eine ehemalige Dienstbotenkammer. Auf dem langen Holztisch und den Regalen stehen seine Werkzeuge und unzählige Gipsmaquetten herum. Sie sind die Vorformen der Flakons.
Robert Granai ist heute über sechzig. Parfumflakons entwirft er seit 30 Jahren, ohne seine künstlerische Tätigkeit aufgegeben zu haben.
Monsieur Granai, wie geht die Entwicklung eines Parfumflakons eigentlich vor sich?
Granai: Es ist immer ein Wettbewerb. Die Leute aus der Marketingabteilung wenden sich an verschiedene Designer, die für die Gestaltung in Frage kommen. Man bekommt Fotografien von bestimmten Typen von Frauen gezeigt, die die mit dem Parfum angestrebte Zielgruppe repräsentieren sollen. Man sieht ihr Alter und kann sich in etwa vorstellen, welche soziale Schicht angesprochen werden soll. Dann bekommt man noch ein kurzes Briefing. Der letzte Flakon, den ich entworfen habe, war für *Samsara* von Guerlain. Da war die Farbe Rot vorgegeben, denn das verbindet man mit Asien, dem Kontinent der Meditation.
Wie gingen Sie konkret vor?
Zuerst ging ich ins Museum und sah mir dort alle Stücke der asiatischen Abteilung an. Die Formen einer Art Buddhastatue haben mich inspiriert...
Man beginnt dann langsam an der Kontur zu arbeiten, fertigt zuerst Formen aus Holz und dann, wenn die Arbeit ausgefeilter ist, aus Gips an. Ich habe eine ganze Palette von Vorschlägen erstellt. Schließlich bleiben fünf oder sechs Formen übrig, die in die engere Wahl gezogen werden.
Den speziellen Rotton des Glases erzielt man durch ein bestimmtes Reduktionsverfahren. Man braucht eine spezielle Art Kupfer dazu, damit das Glas, das weiß aus dem ersten Ofen herauskommt, diese Färbung annimmt.
Was ist für Sie das Wichtigste an einem Flakon?

Ich halte mich da an ein Wort von Kandinsky. Die Skulptur ist immer dem Geist der Zeit unterworfen. Man muß *le plus pensé possible*, das bis an die Grenzen der Möglichkeit Durchdachte anstreben, und nicht die Schönheit um ihrer selbst willen.

Gute Geschäfte mit alten Flakons

Die Vertreiber nostalgischer Boudoirdevotionalien können nicht über mangelnden Umsatz klagen. Mit dem Verkauf der Parfumhistorie lassen sich gute Preise erzielen.

Erst seit ein paar Jahren ist Flakonsammeln zum großen Geschäft geworden, erzählt die Präsidentin der amerikanischen Vereinigung der Flakonsammler. Sie ist Mitte 40, rothaarig, üppig in den Formen und betont ladylike in ihrem Gebaren. Schließlich versteht sie sich als Anwältin femininer Grazie und Anmut. Auf ihrer nostalgisch in blassem Rosa gestalteten Karte ist in verschnörkelter Schrift ein vollendeter Künstlerinnenname zu lesen: Madeleine France. Kein Mensch heißt so, nicht einmal eine Präsidentin. Daß jemand, der in Amerika mit europäischer – vor allem französischer – Nostalgie Geschäfte macht, sich so nennt, leuchtet ein.

Mrs. France betreibt ein Antiquitätengeschäft, in dem sie Parfumflakons und *Boudoir Items* vertreibt. *Past Pleasures for the 20th Century Woman* heißt ihr Laden. Sie ist überzeugt davon, daß sich die Frau von heute nach Nostalgie sehnt, nach Kavalieren, die sagen »Gnädige Frau, darf ich Sie um diesen Tanz bitten?«, dem schwülen Duft von Boudoirs, silbernen Haarbürsten und echten Kristallflakons. Weinen könnte sie, sagt Mrs. France, angesichts der heutigen Parfumtristesse. Der Markt ist überschwemmt mit Düften, aber große Parfums gibt es nicht mehr. Alles ist nur noch synthetisch, oberflächlich modische Düfte für den Augenblick. Unter der Vielzahl von Parfums, die in den letzten Jahren auf den Markt gekommen sind, will sie nicht mehr als zwei, drei gelten lassen.

»It's the perfume, not the bottle!« sagt sie leidenschaftlich.

Aber um auf das Geschäft zurückzukommen... Nicht mehr als zehn wirklich große Sammler gibt es auf der ganzen Welt.

Mrs. France scheint alle persönlich zu kennen: einer sitzt in der Schweiz, zwei oder drei in den USA, drei in Frankreich, zwei in Japan, dann gibt es einen in Deutschland...

Die höchsten Preise erzielen Flakons aus den 20er und 30er Jahren. Baccarat, Lalique, das alles ist sein Geld wert. Von den witzigen Schiaparelli-Flakons gar nicht zu reden. Kostbarste Raritäten... Oder *Vol de nuit* von Guerlain, eine Schönheit von einem Flakon, und so wertvoll... In den Vereinigten Staaten kursieren deswegen erstaunlich viele dieser Flakons, weil sie die Soldaten aus dem 2. Weltkrieg als Geschenk für ihre Frauen mitbrachten. Denn das war das Parfum einmal, seufzt Mrs. France, »a gift of beauty«.

»Aber sagen Sie, Mrs. France, kann ich es auch zur Flakonsammlerin bringen, wenn ich nicht Tausende von Dollars habe, um auf den Auktionen mitzubieten?«

»Grundsätzlich soll man alles sammeln. Auch neue Flakons, auch Flakons von Parfums, die noch auf dem Markt oder eben erst herausgekommen sind. Manche halten sich nur kurze Zeit und sind auf einmal zu wertvollen Stücken geworden. Das trifft für einige neue, ziemlich bekannte Parfums zu.«

Welche das sind, will sie nicht sagen, natürlich nicht.

Also, werfen Sie Ihren nächsten Flakon nicht weg, wenn er leer ist. Er könnte ja noch im Preis steigen. Sollte es sich zufälligerweise um *L'air du temps* handeln, haben Sie Pech gehabt. Denn diesen Flakon, kolportiert Mrs. France, sammelt alle Welt. Der wird nie im Preis steigen.

Letzter Hit unter den Flakonsammlern sind die kleinen Flakons, die man als *unverkäufliches Muster* geschenkt bekommt. Seit zwei, drei Jahren findet man die Miniflakons, deren Wert unaufhörlich steigt, auf Flohmärkten, bei spezialisierten Antiquitätenhändlern, in Auktionssälen. So erzielte *La Boule noire* von Lanvin im Miniaturformat ohne Etikett und mit Schachtel auf einer Auktion 7000 Francs. Ein neues Phänomen ist, daß Händler angesichts der hohen Preise die Gratisflakons verkaufen, wenngleich sie als Aufmerksamkeit und Werbemittel für Parfümeriekunden gedacht sind. Längst haben sich französische Parfumhändler zusammengeschlossen und unter dem Titel *Parfums de*

Paris Miniausgaben verschiedener Flakons auf den Markt gebracht. Sie gelten dem wahren Sammler wenig. Er weiß, daß der Aufdruck *échantillon gratuit, not for sale* auf einem Miniflakon so viel wie ein Echtheitszertifikat ist.

4. Kapitel
Die Herstellung

Das Parfum ist ein kompliziertes Gebilde.
Der Parfümeur, die *Nase*, ist dem Musiker nahe. Das Resultat seiner Arbeit ist die *Komposition*. Sie ist dann harmonisch, wenn Kopf-, Herz- und End*note* zusammenstimmen.
Die Spitze des Parfums ist jene Duftexplosion, die auf das Öffnen des Flakons folgt. Man nimmt die sich sehr rasch verflüchtigende Kopfnote = *note de tête* (Bergamotte, Zitrone, Lavendel...) wahr. Die *note de cœur* = Mittel- oder Herznote (länger haftende Geruchsnoten wie Thymian, Geranie, Neroliöl, das ist Blütenöl der Pomeranze = bittere Apfelsine) entfaltet sich erst nach völliger Verdunstung der Kopfnote und wird erst erkennbar, wenn das Parfum mit der Haut in Berührung gekommen ist. Die Endnote = *note de fond* schließlich bleibt als dominierende Note übrig. Sie bleibt in der Wahrnehmung haften, sie entscheidet letztlich über den wirtschaftlichen Erfolg eines Parfums.
Ihre Stabilität, ihre Wirkungsdauer hängt von der Wahl des Fixators ab. Darunter versteht man jene Substanzen, die die flüchtigen ätherischen Öle stabilisieren sollen.
In Patrick Süskinds Roman *Das Parfum* hat der Parfümeur und Handschuhmacher Giuseppe Baldini seinen Laden auf der Pariser Pont au Change. Als Grenouille seinen zukünftigen Lehrmeister eines Tages aufsucht, erfährt er von einer »...Entdeckung, die vor nunmehr 200 Jahren der geniale Mauritius Frangipani gemacht hatte und die darin bestand, daß Duftstoffe in Weingeist löslich sind. Indem Frangipani seine Riechpülverchen mit Alkohol vermischte und damit ihren Duft auf eine flüchtige Flüssigkeit übertrug, hatte er den Duft befreit von der

Materie, hatte den Duft vergeistigt, den Duft als reinen Duft erfunden, kurz: das Parfum erschaffen.«
Einmal, als Grenouille, der nun für Baldini arbeitet, mehr tot als lebendig auf seinem Lager liegt, wird er von seinem Lehrherrn in die Geheimnisse der Parfumherstellung eingeweiht.
»Sagen Sie, Maître: Gibt es noch andre Mittel als das Pressen oder Destillieren, um aus einem Körper Duft zu gewinnen? Regungslos lag Grenouille in den Kissen. Hatte die Leiche gesprochen? Welche? fragte er weiter. Da gab Baldini seinem Herzen einen Stoß – er wollte einem Sterbenden den letzten Willen nicht versagen – und antwortete: Es gibt deren drei, mein Sohn: Die enfleurage à chaud, die enfleurage à froid und die enfleurage à l'huile. Sie sind dem Destillieren in vieler Hinsicht überlegen, und man bedient sich ihrer zur Gewinnung der feinsten aller Düfte: des Jasmins, der Rose und der Orangenblüte. Wo? fragte Grenouille. Im Süden, antwortete Baldini, vor allem in der Stadt Grasse.«
Maître Baldini glaubte zu träumen und einen von den Toten auferstehen zu sehen, als Grenouille genas und sich aufmachte in die Provence, nach Grasse, in die Kapitale der Parfumherstellung.
Heute lebt Grasse von den vergangenen Zeiten. Das 50000-Einwohner-Städtchen in der Nähe von Cannes zehrt von seinem jahrhundertealten Mythos. Am besten leben hier die, die vom Ausverkauf der Geschichte leben, für japanische Konzerne Parfummuseen einrichten und Antiquitäten verscherbeln. Nordafrikanische Anbieter, vor allem aus Marokko, haben sich aufgrund günstigerer Preise für natürliche Blütenessenzen zu harten Konkurrenten der südfranzösischen Bauern entwickelt.
Die großen Parfumfirmen der Stadt, wie Molinard oder Fragonard, haben ihre Stammhäuser im Herzen von Grasse in Museen verwandelt. Die wirklichen Produktionsstätten liegen außerhalb. Wer also das *Musée international de la parfumerie*, mitten in Grasse neben dem Stammhaus der Fabrik Fragonard gelegen, besichtigt, wandelt durch ein historisches Labyrinth aus Kupferkesseln und Destillationsbottichen.
Bei Führungen durch die musealen Abteilungen der Parfumfabriken zeigen die Guides gerne Bilder von anno dazumal. Als

man in der Gegend von Grasse noch richtigen Jasmin pflückte und die sündhaft teuren Blüten auf mit kaltem Fett bestrichenen Glasplatten verteilte. Versetzen wir uns in die Zeit, von der heute nur noch bräunlich vergilbte Postkarten berichten. Damals, als die Parfumherstellung noch ein natürlicher, kräfteraubender Prozeß war...

Die Blumenpflückerinnen von Grasse mußten in der Regel vor Sonnenaufgang auf den Beinen sein, denn um diese Tageszeit, solange die Sonne schwach ist, riechen die Blüten am intensivsten. Aber es gibt auch welche, die am intensivsten zu Mittag oder in der Nacht duften. Es hängt davon ab, wann sich die Blüten öffnen.

Ein alter Meister machte sich die Mühe, ein eigenes, reichlich manieriertes Blütenchronometer zu entwerfen. Es bestand aus einer Uhr, die anzeigte, zu welcher Stunde sich welche Blüten öffnen. In der Mitte der Uhr saß eine schläfrige, halbnackte Schönheit auf umgestoßenen Körben, aus denen Blüten quollen.

Aber langhaarige Schönheiten wurden in Wirklichkeit auf den Blumenfeldern kaum gesichtet. Zumeist waren es verhärmte abgearbeitete Frauen mit bitteren Gesichtszügen und schmerzenden Rücken, die von früh morgens an Jasmin pflückten und mühselig die Blütenblätter der Rose vom stacheligen Stengel lösten. Veilchen konnten sie pflücken, soviel sie wollten, die zarte Pflanze gab niemals genug her, um daraus richtiges Veilchenparfum herzustellen.

Damals enthielten die meisten Flakons mit der Aufschrift *Violet exact* in Wahrheit eine Tinktur aus Iriswurzeln, Rose und Tuberose, die ein geschickter Maître-Parfümeur so zusammengemischt hatte, daß sie nach Veilchen roch.

Die Bestandteile des Parfums

Die Pflanze mit allen ihren Teilen von der Wurzel bis zur Blüte ist der Hauptlieferant der Duftstoffe. Aber angesichts der immens hohen Preise auf dem Weltmarkt (ein Kilogramm Rosenöl kostet mehr als 10000 DM) besteht heutzutage kein einziges Parfum mehr ausschließlich aus natürlichen Stoffen. Sämtliche bekannten Kreationen sind Mischformen aus Natur und Chemie. Einschränkend wirkt auch, daß natürliche Rohstoffe nur über begrenzte Ressourcen verfügen. Fachleute schätzen, daß sie heute nur noch ein Drittel des weltweiten Bedarfs an Riechstoffen decken können.

1. Pflanzliche Stoffe

Blätter und Stengel	Thymian, Eukalyptus, Geranium, Patschuli, Lavendel, Rosmarin, Minze, Lorbeer…
Blüten	Rose, Jasmin, Nelke, Narzisse, Tuberose…
Früchte oder Samen	Pfeffer, Gewürznelke, Vanille, Anis, Muskatnuß…
Hölzer	Sandelbaum, Kiefer, Zeder…
Rinden	Birkenrinde, Zimt…
Moos	Eichenmoos
Kräuter und Gräser	Estragon, Salbei, Thymian
Nadeln und Zweige	Fichte, Kiefer, Zypresse…
Wurzeln	Vetiver, Ingwer, Iris…
Fruchtschalen	Bergamotte, Zitrone, Orange, Limette…

Bei manchen Pflanzen können verschiedene Teile als Duftstofflieferanten verwendet werden. Beim Orangenbaum beispielsweise eignen sich Blüten, Blätter, Zweige und Fruchtschalen.
Wie preßt man die ätherischen Öle aus der Pflanze?
Es gibt im Prinzip fünf Techniken zur Herstellung natürlicher Parfumrohstoffe.
Die älteste Art ist die *Enfleurage*. Bei dieser Methode machen sich die Parfümeure die Eigenschaft mancher Fette, Duftstoffe aufzunehmen, sie quasi aufzusaugen, zunutze. Die Enfleurage wurde in Grasse perfektioniert, zählt aber heute zu den Anachronismen der Parfumerzeugung. Das Verfahren ist viel zu kostspielig, um noch angewendet zu werden.
Die Enfleurage wurde hauptsächlich bei ätherisch gehaltvollen Substanzen wie Rosen-, Orangenblüten oder Jasmin angewendet. Man nahm dazu in Holzrahmen eingelassene Glasplatten und verteilte darauf kaltes Fett. Genauer gesagt, 70 % Schweine- und 30 % Rinderfett. Auf dieser Fettschicht wurden die frisch gepflückten Blüten mit der Hand verteilt. 24 Stunden später waren sie welk und hatten ihre Öle an die Fettschicht abgegeben. Der Holzrahmen wurde umgedreht, die welken Blüten fielen vom Glas. Eine neue Schicht wurde aufgetragen und der Extraktionsprozeß wiederholt. Während sich die Fette langsam sättigten, dazu brauchten sie im Schnitt 14 bis 17 Tage, entstand die sogenannte *Pomade*. Dieser Rohstoff wurde dann an die großen Parfumhäuser weiterverkauft.
Während der Saison herrschte in den Parfumfabriken von Grasse hektischer Betrieb. Drei bis vier Monate lang streute man rund um die Uhr Blüten auf Fette, um ihnen die wertvollen Essenzen zu entziehen.
Unter *Mazeration* versteht man ein der Enfleurage verwandtes Verfahren. Nur werden hier die Pflanzenteile fein zerhackt in heißes Fett gegeben. Die duftende Fettpomade wurde dann in Alkohol gewaschen, und man erhielt die *absolus de pomades*.
Die einfachste Art der Rohstoffgewinnung ist die *Expression*. Hier werden die pflanzlichen Öle aus den Rohstoffen mechanisch herausgepreßt.

Bei der *Destillation* kommen die Blumen, Blätter und Hölzer in einen Kupferkessel mit Wasser. Durch Erhitzung verdampft das Wasser und zieht die Essenzen mit.
Durch Abkühlung werden sie dann kondensiert, also verflüssigt. Schließlich werden aus dieser Flüssigkeit die Öle gefiltert.
Für 1 Kilogramm Essenz benötigt man zwischen 100 und 1000 kg Blüten. 1 Tonne Orangenblüten, 600 kg Rosenblüten, 180 kg Lavendel ergeben jeweils 1 kg Essenz. Ihr Preis liegt bei rund 10000 DM.
Eine der jüngsten Methoden ist die *Extraktion durch Lösungsmittel* wie Petroleum oder Benzol. Solche Substanzen lösen die Öle aus den Pflanzenteilen, aber auch Wachse und Farbstoffe. Übrig bleibt eine Substanz so weich wie Bienenwachs, die man als Concrète bezeichnet und die mit Alkohol ausgewaschen wird.

2. Moschus, Ambra, Zibet und Bibergeil
Die tierischen Bestandteile des Parfums

Dorian Gray begann sich mit Parfums und ihrer Herstellung zu beschäftigen und destillierte stark duftende Essenzen oder verbrannte duftende Harze aus dem Orient. Er hatte begriffen, daß es keine Geisteshaltung gab, die nicht eine Ergänzung in den Sinnen fand, und er versuchte, ihre wirklichen Beziehungen zu entdecken. So schien ihm der Weihrauch der Duft der Mystiker zu sein und die graue Ambra der Duft der leidenschaftlichen Naturen. Er kam zu der Erkenntnis: Veilchenduft beschwört die Erinnerung an verflossene Liebschaften wieder herauf, Moschus macht verrückt, und Champaca verdirbt die Phantasie!

Oscar Wilde, Das Bildnis des Dorian Gray

Kein pflanzlicher Duft war nur annähernd so stark wie einer aus dem Tierreich, deshalb waren Fixatoren überwiegend animalischen Ursprungs. Ein Körnchen Moschus bewahrte tatsächlich seinen Duft über Jahre hinweg, dafür roch die Substanz bei falscher Dosierung einfach bestialisch. Wer dann glaubte, in eine

Kloake gefallen zu sein, litt nicht unter Halluzinationen. Der Parfümeur freilich stand vor einem überaus schwierigen Problem, galt es doch, den Balanceakt zwischen Dosierung und maximalem Stabilisationsfaktor zu bewältigen.
Über das Moschustier erzählt schon Marco Polo in seinen Reiseberichten aus China: »Zwischen der Haut und dem Fleisch des Tieres trifft man ein Abzeß, die man mit dem Leder aufschneidet, Moschus riecht besonders im Dezember, in der Liebessaison.«

> *Eine Satire der Vorsehung: wir können den Liebesakt nur mit den Organen der Ausscheidung verrichten.*
>
> *Charles Baudelaire*

Moschus, der. Vor vielen Jahrhunderten verwendeten die Chinesen Moschus als Mittel gegen Kopfschmerzen und Schlangenbisse. Arabische Moscheen riechen heute noch danach, denn es wurde dem Kalk beigemischt, mit dem man die Wände tünchte.
Moschus ist von allen Duftsubstanzen die dauerhafteste und durchdringendste. Die Kapitäne von Schiffen, die Tee aus dem Fernen Osten transportierten, nahmen auch hundertfach versiegelten Moschus um keinen Preis der Welt an Bord.
Die rote Flüssigkeit, die hoch konzentriert Verwesungsgeruch verbreitet, stammt aus den Geschlechtsdrüsen des männlichen Moschustieres. Das in Tibet und China beheimatete Tier bewahrt die Substanz in einer Tasche, einem Hautbeutel nahe bei den Geschlechtsteilen auf.
Während des Sommers versteckt sich das Tier in den Wäldern und ernährt sich nur von aromatischen Kräutern. In seinem Brunftmonat Dezember verströmt es einen so intensiven Geruch, daß es ein Weibchen auf mehr als einen Kilometer Entfernung anziehen kann.
Dieser Eigenschaft verdankt es seinen legendären Ruf als Aphrodisiakum, den sich einschlägige Versandhäuser bis heute zunutze machen, indem sie neben *Ambra Liebesparfum* – »ein winziger Tropfen hinters Ohrläppchen getupft, reicht aus, um Sie mit einer Aura erotischer Ausstrahlung zu umgeben« – *Moschus-Oel*

und *Moschus Sex-Massage-Oel* anbieten. »Nichts ist aufregender als eine liebevolle Massage von zärtlicher Hand«, schreibt der Beate Uhse-Katalog.

›Und was mehr ist, er reibt sich mit Zibet: merkt ihr nun wo's ihm fehlt?‹
›Das heißt mit anderen Worten, der holde Knabe liebt.‹
Shakespeare, Viel Lärm um Nichts

Zibet, der. Sieht aus wie Katzendreck und riecht auch so. Salbenartige Substanz, ein Abwehrstoff, den die nordafrikanische Zibetkatze aus einer Drüse in der Nähe ihrer Geschlechtsteile ausscheidet.
Zur Gewinnung des Stoffes sperrte man die Katze in einen Käfig und reizte sie. Aus Wut schied sie die bräunlich-gelbliche Substanz aus. Bei sehr starker Verdünnung riecht Zibet angenehm. Es wurde vor allem für Parfums mit orientalischer Note verwendet.

Graue Ambra, die. Entsteht im Darm des Pottwals, wird ausgeschieden und schwimmt als graue Masse auf dem Meer. Die besonders in der Gegend von Irland zu findende Substanz stinkt wie Kuhmist, ist aber selten und daher viel Geld wert. Der unkontrollierten Jagd auf Pottwale leisteten die hohen Preise Vorschub. Heute zählen die Wale zu den geschützten Tierarten.

Castoreum, das. Auch Bibergeil genannt. Befindet sich in einer Hauttasche in der Nähe des Anus des Bibers. Wird in der Parfümerie vor allem als Fixator für Herrenparfums mit Leder- oder Tabaknote verwendet.
In der heutigen Parfümerie spielen echte Ambra und Moschus keine Rolle mehr, sie werden durch täuschend ähnliche künstliche Stoffe ersetzt.

Die synthetischen Parfums

Niemals entstammen die Parfums den Blumen, deren Namen sie tragen; der Künstler, der es wagen würde, seine Elemente einzig der Natur zu entnehmen, würde nur ein entartetes Werk ohne Wahrheit und ohne Stil schaffen, da die durch Destillation von Blumen gewonnene Essenz nur eine sehr entfernte und sehr vulgäre Ähnlichkeit mit dem Aroma der lebenden Blume besitzt, die ihren Duft auf den Feldern verströmt.

Joris-Karl Huysmans, A rebours

Jean Des Esseintes, Huysmans Held und König des Ennui, stimmt das hohe Lied der Künstlichkeit an. Geht es ihm doch darum, »die Abstraktion bis zur Halluzination zu treiben und den Traum von der Wirklichkeit an die Stelle der Wirklichkeit zu setzen«.

Des Esseintes wird zum glühenden Verteidiger künstlicher Duftstoffe, die ab der Mitte des 19. Jahrhunderts immer stärker in die bislang vollkommen natürliche Welt des Parfums eindringen und sie schließlich zu Beginn des 20. Jahrhunderts revolutionieren.

»Mit Ausnahme des unnachahmlichen Jasmins, der keine Kopie, keine Ähnlichkeit duldet, das Beinahe zurückweist, werden alle Blumen durch Verbindungen von Alkoholauszügen und Spiritus dargestellt, die der Vorlage das Eigenartige entreißen und ihm das gewisse Etwas, den zusätzlichen Ton, den berauschenden Duft, den seltenen Stil, hinzufügen, der das Kunstwerk ausmacht.«

Die Geschichte der Düfte aus der Retorte nimmt in den 30er Jahren des 19. Jahrhunderts ihren Ausgang. 1835 entdeckt der deutsche Chemiker Eilhard Mitscherlich das Nitrobenzol. Wenig später erfinden Liebig und Wöhler den Benzaldehyd, der das Aroma von Bittermandelöl imitiert und zu einem bedeutenden Stoff für die Parfumindustrie wurde.

Seither verging kaum ein Jahr, in dem nicht ein neuer synthetischer Duftstoff entdeckt wurde. Hinter einem frischen, schein-

bar ganz natürlichen Duft verbirgt sich häufig nichts weiter als eine chemische Formel und ein komplizierter Name.
Tangerinol beispielsweise ahmt den Geruch von Mandarine nach, Oranil ersetzt Orange, Poiralyl steht für Birne und gibt eine fruchtige, grüne Kopfnote. Rhumacetal imitiert den Geruch von Rum und Fruchtlikören.
Von nun an hatte das Parfum viel mehr mit der Hexenküche der Chemiker als mit den wogenden Jasminfeldern in der Provence und andernorts zu tun.
1875 war man schon in der Lage, eine täuschend echte, künstliche Vanille, einen der Duftbausteine des Jasmin, herzustellen. In den 90er Jahren meldete der Holzmindener Chemiker Wilhelm Haarmann das erste Veilchen-Patent an, und 1933 kam ein gewisser Herr Ruzicka hinter die Formel für den Duft von Jasmin. Der hatte schon ungefähr 10 Jahre zuvor ein brauchbares Moschusimitat vorgelegt, wobei die Synthese bei animalischen Geruchsstoffen niemals so perfekt gelang wie bei den pflanzlichen. Nichtsdestotrotz kommen natürliche tierische Stoffe heute in der Parfümerie kaum noch vor.
Bei den Blumendüften lag die Sache anders. Lilien-, Hyazinthen-, Maiglöckchen-, Veilchen- oder Fliederparfum war auf natürlichem Weg mangels Quantität einfach nicht herzustellen. Die Chemie war in diesen Fällen so etwas wie die Geburtshelferin der Natur.
Die Entdeckung des Ionon 1898 durch Tilmann und Kruger bedeutete eine wirkliche Revolution in der Parfümerie. Erst durch Ionon mit seinem Hauch von Iris und Veilchen wurden große Parfums wie *Violetta Vera* von Piver und *Origan* von Coty (1905) möglich.
1868 entdeckte Perkin Kumarin, und die Familie der *Fougères* entstand. *Fougère* ist ein Phantasiename, denn das Farnkraut, das hier Pate stand, riecht eigentlich nach überhaupt nichts. Lavendelnoten, Kumarin, Bergamotte... gehören in diese Gruppe.
Jicky (1889 von Guerlain entwickelt) wurde mit seiner Mischung aus Vanillin, Kumarin und Linalol eines der berühmtesten Fougères der Parfumgeschichte. Die an liebliche Blumen-

düfte gewöhnten Frauen der damaligen Zeit schockierte es. Lange Zeit wußte man nicht recht, ob es als Frauen- oder als Männerduft konzipiert worden war, weil sich die Frauen im Kauf so betont zurückhaltend verhielten.
Für *Trèfle Incarnat* von Poiret (1900) wurde erstmals Trefol verwendet, und *Flomary* sollte das erste Parfum der Geschichte sein, in dem Aldehyde eine wesentliche Rolle spielten. Der Name ist die Kurzform von *Al*colholus *dehydro*-genatus. Aldehyde sind also chemische Verbindungen, die durch teilweisen Wasserstoffentzug aus Alkoholen entstehen. 1908 durch Jukov und Schestakow entdeckt, stellen sie mit ihrem zitrusähnlichen, frischen Duft die meist verwendete Gruppe unter den synthetischen Duftstoffen dar. *Chanel No. 5*, *Chamade* oder *Mitsouko* sind berühmte Aldehyd-Typen.
François Coty war es, der 1917 der *Chypre*-Gruppe Leben einhauchte. Innerhalb dieser nach der Insel Zypern benannten Duftfamilie, die sich um Eichenmoos, Labdanum, Patschuli, Bergamotte gruppiert, unterscheidet man wiederum zwischen fruchtig, blumig, frisch und grün. *Miss Dior, Femme* oder *Paloma Picasso* sind bekannte Chypre-Parfums.
Heute ist es mit Hilfe von Gaschromatographen möglich, Duftstoffgemische bis in die kleinsten Bausteine zu entschlüsseln. Das Gerät druckt das Analyseergebnis in Form eines Papierstreifens aus, dessen graphische Symbole Fieberkurven ähneln. Nur der Fachmann kann diese Zeichen dechiffrieren. Die auf synthetische Geruchs- und Geschmacksstoffe spezialisierte Firma Haarmann & Reimer mit Sitz in Holzminden, eine Tochter des Chemieriesen Bayer, hat mehr als 25 000 Duftrezepturen im firmeneigenen Computer gespeichert. Diese betreffen allerdings nur zum geringeren Teil die alkoholische Parfümerie, sondern hauptsächlich beduftungsintensive Produktgruppen wie Seifen, Waschmittel, Kosmetika etc. Trotz der Fortschritte auf dem Gebiet der Duftstoffanalyse ist es nicht möglich, ein Parfum bis in das letzte Detail zu analysieren und es nachzubauen. Das Artifizielle kann sich dem Natürlichen mittlerweile ziemlich perfekt annähern, deckungsgleich imitieren kann es die Natur nicht. Die ganz großen Parfums, denen immer noch ein Teil natürlicher

Stoffe beigemischt ist, behalten ihre Unterscheidbarkeit unter anderem dank der fast schon detektivischen Arbeit der Einkäufer, die genau wissen, wo und bei wem sie ihre Tuberosen oder ihren Jasmin erwerben. Die einzelnen Parfumrezepte werden wie pures Gold gehandelt und im Firmentresor aufbewahrt. Es heißt, daß bei Chanel beispielsweise lediglich Chefparfümeur Jacques Polge dazu einen Schlüssel besitzt.

Einteilung der Parfums

DAMEN-NOTEN
(S. 103–108)

Blumig
A Grün
B Fruchtig
C Frisch
D Blumig
E Aldehydig
F Süß

Orientalisch
G Süß
H Würzig

Chypre
I Fruchtig
J Blumig-animalisch
K Blumig
L Frisch
M Grün

HERREN-NOTEN
(S. 109–113)

Fougère
A Lavendel
B Frisch
C Holzig-ambriert

Orientalisch
D Würzig
E Ambriert

Chypre
F Holzig
G Lederig
H Frisch
I Citrus

Damendüfte

Name Jahr Feld
360° 1993 D
A by Annabella 1987 K
Adidas Eau Fraiche 1988 C
Aire 1986 M
Allegri 1991 K
Alliage 1972 M
Amarige 1991 D
Amazone 1974 B
Ambush 1959 F
Amour Amour 1925 D
Amûn 1981 H
AnaïsAnaïs 1979 C
Angel 1992 G–H
Angelique 1992 F
Animale 1987 K
Anne Klein 1984 D
Anne Klein II 1986 G
Anthracite 1991 F
Antilope 1945 E
Aphrodisia 1938 K
Après l'Ondée 1905 F
Aria 1987 F
Armani 1982 L–M
Aromatics Elixir 1972 K
Arpège 1927 E
Arrogance 1985 D
Asja 1991 H
Aviance 1975 E
Azurée 1969 J
Azzaro 1975 I
Azzaro 9 1984 D
Babe 1976 D
Bal à Versaille 1962 G–H
Balahé 1983 F
Bandit 1944 J
Basic Black 1992 K
Basile 1987 H
Bath & Body 1989 F
Beautiful 1986 A
Beverly Hills 1990 F
Bijan 1986 F
Bill Blass 1978 D
Blue Grass 1935 F
Blumarine 1988 E
Bogner 1985 D
Bogner Sonia 1987 G
Bogner Woman 1990 G
Bois des Îles 1926 E
Boucheron 1988 F
Bulgari, The Verte 1992 L
Byblos 1990 B
Byzance 1987 E
Cabochard 1953 J
Cabotine 1990 A
Cachet 1970 J
Cachet Noir 1983 H
Calandre 1969 E
Calèche 1961 E
Câline 1966 E
Calvin Klein 1978 A
Calyx 1987 B
Canoe 1935 F
Capricci 1960 E
Capucci 1987 K
Cardin 1976 D
Caren Pfleger 1984 L–M
Carnet de Bal 1937 G–H
Carolina Herrera 1988 D
Casmir 1991 G
Cassini 1990 I

Fantasme 1992 D
Farouche 1974 E
Fashion 1993 D
Fashion 1970 E
Fath de Fath 1993 G
Femina by A. Ferretti 1993 C
Féminité du Bois 1992 I
Femme 1944 I
Fendi 1985 K
Ferré by Ferré 1991 E
Fête 1962 I
Fidji 1966 D
Filly 1984 D
Firenze 1993 D
First 1976 D
Fleur de Fleurs 1982 E
Fleur de Rocaille 1993 D
Fleurance 1984 C
Fleurs d'Orlane 1983 C
Fracas 1948 D
Fred Hayman 273 for women 1989 D
Gabriela Sabatini 1989 E
Gala 1991 G
Gem 1987 I
Genny 1987 K
Genny Shine 1993 D
Gianfranco Ferré 1984 D
Gianni Versace 1982 J
Gilda 1986 F
Giò 1992 D
Giorgio 1981 D
Givenchy III 1971 J
Glorious 1987 D
Gocce 1979 B
Gucci No. 1 1974 E
Gucci No. 3 1984 K
Guess 1990 G
Habanita 1924 G
Halston 1975 K
Herbe Folle 1993 B
HF 1989 H
Hot 1992 J
Iceberg 1989 B
Il Bacio 1993 C
Incognito 1992 G
Infini 1972 E
Initiation 1990 E
Inoui 1976 M
Intimate 1955 J
Intrigue 1987 D
Ivoire 1980 A
Jais 1990 B
Janine D. 1976 A
Jardins de Bagatelle 1983 D
JCC No. 2 1988 J
Je Reviens 1932 E
Jean-Louis Scherrer 1980 L–M
Jean-Paul Gaultier 1993 G
Jicky 1889 G
Jil Sander Bath & Beauty 1981 J
Jil Sander No. 4 1990 F
Jil Sander Sun 1989 F
Jil Sander Woman III 1986 J
Jil Sander Woman Pure 1980 A
Jil Sander Woman Two 1983 J
Jitrois 1990 K
Jolie de Nonchalance 1993 F
Jolie Madame 1953 J
Jontue 1975 D
JOOP! 1987 G
JOOP! Berlin 1990 F
JOOP! Le Bain 1988 F
JOOP! Nuit d'Été 1990 G
Joy 1935 D
Joya 1950 E
K de Krizia 1981 D
Kenzo 1988 D
Kimono 1993 B
KL 1982 H

Knowing 1988 K
Krazy 1991 G
L de Lubin 1975 L
La Perla 1987 K
La Prairie 1993 F
Lady Stetson 1986 E
Laguna 1991 F
L'Air du Temps 1948 D
Lalique 1993 D
Lancaster 1986 G
Lancetti 1976 A
L'Arte di Gucci 1991 K
Laura Ashley No. 1 1989 B
Laura Biagiotti 1982 C
Laura Biagiotti Fiori 1991 C
Laura Biagiotti Night 1985 H
Lauren 1978 B
Le de Givenchy 1957 D
Le Dix 1947 E
Le Jardin 1982 C
Le Jardin d'Amour 1987 E
Le Parfum 1993 K
Le temps d'aimer 1981 I
L'Eau d'Issey 1992 A–B
Léonard 1989 A
Les Copains 1988 C
Les Fleurs 1983 D
L'Heure Bleue 1912 F
L'Insolent 1986 D
L'Interdit 1957 E
Listen 1989 B
Liz Claiborne 1986 B
L'Origan 1906 F
Loulou 1987 F
Luciano Soprani 1987 H
Lumière 1984 D
Lutèce 1984 E
Lyra 1993 G
Ma Griffe 1946 K
Mackie 1990 H
Madame de Carven 1979 D
Madame Jovan 1975 E
Magnetic 1992 D
Mariella Burani 1993 G
Maroc 1987 K
Maroussia 1992 F
Maxim's 1984 E
MCM 1900 1991 F
MCM Blue Paradise 1989 B
MCM Obelisk 1985 G
Métal 1979 C
Mille = 1000 1972 D
Miss Balmain 1968 J
Miss Dior 1947 J
Miss Worth 1977 D
Missoni 1982 K
Mitsouko 1919 I
Mme Rochas 1960 E
Molto Missoni 1990 G
Moments by P. Presley 1990 J
Montana 1986 K
Moods Donna 1989 C
Moon Drops 1970 D
Moschino 1987 G
Muguet de Bois 1936 C
Murasaki 1980 A
Must de Cartier 1981 G
Must de Cartier II 1993 D
My Melody Dreams 1979 D
My Sin 1925 E
Mystère 1978 J
Nahéma 1979 E
Narcisse Noir 1912 G–H
Nautic 1992 A–B
Navy 1990 G
New West for her 1990 M
Nicole Miller 1993 F
Niki de St. Phalle 1983 K
Nina 1987 D

Nino Cerruti pour Femme 1987 F
Nitchevo 1973 J
Noa Noa 1990 G
Nocturnes 1981 E
Nonchalance 1960 E
Nonchalance Feu Bleu 1990 K
Norell 1969 D
Now 1992 G
Nude 1992 E
Nueva Maja 1960 K
Nuits Indiennes 1993 G
Ô de Lancôme 1969 L
Ô Intense 1986 E
Obsession 1985 G
Occur 1963 J
Oh la la 1993 H
Oleg Cassini 2 1987 B–C
Oleg Cassini for women 1978 E
Olla 1993 M
Omar Sharif pour femme 1990 D
Ombre Blue 1987 D
Ombre Rose 1981 E
Only 1989 F
Opium 1977 H
Oscar de la Renta 1977 F
Oui-Non 1993 D
Paloma Picasso 1984 K
Panthère 1986 F
Parfum de Hermès 1984 E
Parfum d'elle 1990 J
Parfum d'été 1992 C
Parfum Sacré 1990 H
Paris 1983 D
Parum Rare 1986 J
Parure 1975 J
Passion 1987 J
Perry Ellis 1986 E
Plaisir 1992 D
Poison 1985 F
Pour une Femme 1993 C
Prada 1990 K
Première 1981 D
Private Collection 1973 M
Private Number 1991 A
Pursence 1991 K
Quartz 1977 B
Quelques Fleurs 1912 D
Quelques Fleurs l'Original 1987 D
Raffinée 1982 F
Realities 1990 D
Red 1989 E
Red Door 1989 F
Regine's 1989 F
Réplice 1947 H
Revillon 4 1973 E
Rive Gauche 1971 E
Robe d'un Soir 1947 E
Roccobarocco 1987 D
Roma 1988 G
Romeo 1989 C
Rose Cardin 1990 K
Ruffles 1983 F
Rumba 1988 J
Safari 1990 A
Salvador Dali 1986 E
Samba Nova 1992 K
Samsara 1989 G
Saso 1987 E
Scandal 1931 J
Scarf 1993 J
Scherrer 2 1986 E
Scoundrel 1980 B
Senso 1987 F
Senso 1993 D
Shalimar 1925 G
Shocking! 1937 K
Shocking You 1976 A

Sikkim 1971 J
Silences 1978 A
Sinan 1984 K
Sissi 1993 D
Society 1991 D
Soir de Paris 1992 D
Soirée 1991 D
Solo Tu 1991 D
Sortilège 1937 E
Spectacular 1989 D
Spellbound 1991 F
Stéphanie 1989 G
Sublime 1992 E
Sunflowers 1993 A–B
Sung 1989 A
Suspense 1993 A
Sweet Courrèges 1993 D
Tabu 1931 H
Tatiana 1975 D
Tiffany 1987 F
Timeless 1974 J
Topaze 1959 E
Tosca 1921 E
Touch 1993 D
Touche Finale 1993 F
Très Jourdan 1992 D
Trésor 1990 D
Tribe 1991 B
Tribu 1993 B
Truly Lace 1992 F
Trussardi Action 1989 A
Trussardi Donna 1984 J
Turbulences 1981 E
Tuscany per Donna 1993 G
U II – Sheer Scent 1989 M
Ultima II 1967 H
Unforgettable 1990 G
Ungaro 1990 G
Valentina 1989 H
Valentino 1979 C
Van Cleef & Arpels 1993 D
Vanderbilt 1981 F
Vanilla Fields 1993 G
V'E 1989 C
Vendetta Donna 1991 F
Venezia 1992 G
Vent Vert 1945 A
Versus Donna 1992 D
Via Condotti 1987 E
Vicky Tiel 1990 D
Vie Priveé 1989 D
Vivara 1966 M
Vivid 1993 D
Vivre 1971 E
Vol de Nuit 1933 G
Volupté 1992 D
Weil de Weil 1971 A
White Diamonds 1991 J
White Shoulders 1945 D
Wind Song 1953 D
Wings 1992 A
With Love 1991 J
Womenswear 1993 B
Wrappings 1990 M
Xi'a Xi'ang 1987 E
Y 1964 I
Yendi 1975 D
Youth Dew 1952 G–H
Ysatis 1984 J
Zen 1964 D
Zibeline 1928 E
Zoa 1992 D

Herrendüfte

Name Jahr Feld

Acqua di Selva 1949 A–B
Acteur 1989 G
Action Sport 1993 H
Active Bodies 1990 B
Adidas 1986 G
Adventure 1992 B
Agua Brava 1968 A–B
Agua Lavanda 1940 A
Alain Delon 1980 C
Alain Delon Plus 1987 C
Antaeus 1981 G
Anthracite pour Homme 1991 B
Aqua Velva Ice Blue 1935 G
Aqualambara 1993 F
Aramis 1965 G
Aramis 900 1973 F
Armani pour Homme 1984 H
Arrogance pour Homme 1982 G
Arrogance Uomo 1987 B
Aspen 1989 B
Aubusson Homme 1993 G
Azzaro pour Homme 1978 B
Background 1993 C
Balafre 1967 F
Balenciaga pour Homme 1990 E
Balestra pour Homme 1982 G
Basala for Men 1993 G
Basile Uomo 1987 G
Basile Uomo Forte 1989 G
Bel Ami 1986 G
Bijan Men 1981 E
Black Label 1969 C
Bleu Marine 1986 C
Bogner 1985 E
Bogner Man 1990 H
Bogner Man II 1988 B
Bois de Vetiver 1982 F
Borsalino 1984 B
Boss 1985 B
Boss Spirit 1989 G
Boss Sport 1987 C
Boucheron pour Homme 1991 H
Bowling Green 1986 B
Bravas 1969 H
Brut 1964 C
Byblos 1993 H
Cacharel pour l'Homme 1981 B
Calvin 1981 B
Capucci pour Homme 1967 H
Caractère 1989 G
Carrera 1988 B
Carrington 1985 C
Cellini 1980 B
Chaps 1979 E
Chevignon 1992 G
Claiborne 1989 H
Colors Uomo 1988 E
Cool Water 1988 B
Courrèges Homme 1977 G
Cravache 1963 G
Cycle 1991 G
Davidoff 1984 G
Denim 1976 G
Derby 1985 G
Devin 1978 H
DNA 1993 C
Drakkar 1972 B
Drakkar Noir 1982 B
Duke 1992 G

Signor Vivara 1970 G
Signoricci 1965 H
Signoricci 2 1976 H
Silver 1984 G
Silvestre 1946 A–B
Sir Canda Ceder 1971 G
Sir Irisch Moos 1969 G
Skin Bracer 1931 B
Snuff 1977 G
Soprani uomo 1988 G
Spazio Krizia Uomo 1993 G
Sport Fragrance 1979 H
Squash 1984 B
Stetson 1981 E
Stetson Sierra 1993 G
Sumatra Rain 1993 B
Sung Homme 1988 G
Superfragrance for men 1978 D
Sybaris 1988 G
Tabac Original 1959 H
Tabac Original Extreme 1990 B
Tactics 1979 H
Ténéré 1988 C
Tiffany for Men 1989 E
Timberline English Leather 1968 C
Tristano 1989 C
Trophée 1982 H
Trussardi Action Uomo 1990 H
Trussardi Uomo 1984 G
Tsar 1989 B
Turbo 1980 G
Tuscany 1985 B
Un homme 1979 B
Ungaro pour l'Homme 1991 C
Ungaro pour l'Homme II 1992 E
Ungaro pour l'Homme III 1993 B
V by Victor 1972 A–B
Van Cleef & Arpels 1978 G
Varon Dandy 1924 C
Vendetta pour Homme 1992 G
Versace l'Homme 1984 G
Versailles pour Homme 1980 D
Versus 1991 D
Vetiver 1961 F
Vétiver 1957 F
Vetiver de Puig 1978 F
Vetyver 1974 F
Vetyver Lanvin 1964 F
Vintage 1975 E
Weil pour Homme 1980 C
Wild Country 1967 C
Witness 1992 D
Woodhue for men 1938 C
Worth pour Homme 1980 C
Xeryus 1986 B
XS 1993 B
Yatagan 1976 G
YSL Ligne pour Homme 1971 H
Zegna 1993 B
Zephyr 1990 I
Zino Davidoff 1986 C

(Die Tabellen wurden unter Nutzung einer Übersicht der Firma Haarmann & Reimer zusammengestellt.)

5. Kapitel
Die Praxis des Parfums

Wie orientiert man sich auf dem Markt?
Wie findet man das Parfum zu seinem Typ?
Worauf ist bei der Anwendung zu achten?

Ratschläge für Frauen

»Tragen Sie das Parfum dort auf, wo Sie geküßt werden wollen.«
Coco Chanel zugeschrieben

You shop a parfum like a man.
Madeleine France, Präsidentin der amerikanischen Flakonsammlervereinigung

Gott sei Dank ist die Sache mit den Parfums viel einfacher als die Sache mit den Männern. Die kann man nämlich ganz alleine erledigen, indem man einen Naturkosmetikladen oder eine Parfümerie betritt oder die Parfumabteilung eines großen Warenhauses oder aber einen Drogeriesupermarkt…

Der Naturkosmetikladen

Jean Patou, der Star des Paris der 30er Jahre, der Schöpfer von *Joy*, des teuersten Parfums der Welt, richtete im Jahr 1929 in einem Salon in der Rue Saint-Florentin eine Art Parfumbar ein. Aus drei Grundessenzen – dry, sweet und bitter sweet – konnten sich die Kundinnen ihr eigenes Parfum wie einen olfaktorischen

Cocktail zusammenstellen. Den verwöhnten Damen aus den vornehmsten Pariser Bezirken war das Spiel mit den Gerüchen aber bald langweilig.

Heute, mehr als 60 Jahre später, ist es wieder aktuell. Allerdings mit anderen Vorzeichen. Naturkosmetikläden sind in den letzten Jahren wie Pilze aus dem Boden geschossen. Sie verkaufen primär ein Gefühl: ein emotionales Synonym für *gesundes Leben*, für Kosmetik ohne Chemie und ohne Tierversuche. Diesem Trend tragen allerdings nicht nur die vielen neu entstandenen Alternativkosmetikläden und Hennafriseure Rechnung, sondern auch die großen Kosmetikkonzerne. Sie geben ihren Produkten ein immer cleaneres *Apothekenimage* mit nüchternen Beipackzetteln und forcieren bei dekorativer Kosmetik den pflegenden Aspekt. Eine Wimperntusche aus der jüngsten Mascara-Generation schwärzt die Wimpern nicht einfach, sondern enthält daneben pflegende Substanzen, die die Wimpernstruktur verbessern sollen.

Das aus der Parfümerie wohlbekannte Gefühl »ich-weiß-vor-lauter-Parfums-nicht-welches-ich-nehmen-soll« bleibt einem im Naturkosmetikladen erspart. Mangels Masse kann man sich gar nicht durch ein Überangebot überfordert fühlen. Viele Naturkosmetikläden bieten eine eher bescheidene Palette von mixbaren ätherischen Ölen an. Die in Plastik- oder Glasfläschchen abgefüllten Rosen-, Orangenblüten- oder Lavendelessenzen etc. kann man entweder pur mitnehmen oder mischen. Das Parfum zum Selberbauen ist allerdings ein Trapezakt ohne Netz. Was, womit und in welchem Verhältnis mixbar ist, muß meist im Alleingang durch die trial-and-error-Methode ohne die beratende Anleitung einer Verkäuferin herausgefunden werden.

Andere Naturkosmetikgeschäfte orientieren sich an den geschmähten Vorbildern aus der Welt der Chemie und bieten Parfumherstellung »nach Originalrezepten, Typ Karl Lagerfeld, Chanel No. 5, Poison, Jil Sander, Davidov« an. Man verlangt ja nicht, daß jemand die von den großen Konzernen strengstens gehüteten »Originalrezepte« zu besitzen vorgibt, aber den Namen der imitierten Marke könnte man wenigstens richtig schreiben.

Naturkosmetik dieser Art spricht den Spieltrieb an und trägt einem Bedürfnis nach Authentizität und Unverfälschtheit Rechnung. Die Preise selbstgemischter Parfums richten sich nach dem Gewicht der Ingredienzien und liegen bei umgerechneter Mengeneinheit ungefähr so hoch wie die Kosten eines herkömmlich hergestellten Duftes besserer Güteklasse.

Enttäuschend am naturkosmetischen Produkt ist in jedem Fall der Flakon. Er ist nämlich gar keiner, sondern ein Einheitsplastikfläschchen. Das reine Gewissen soll also den Verzicht auf einen hübschen Glasbehälter ausgleichen.

Im Zuge der Naturkosmetikwelle haben in den letzten Jahren Aromatherapien, das Einatmen von Düften, denen heilende Wirkung zugeschrieben wird, eine glanzvolle Renaissance erlebt. Die therapeutische Wirkung der Düfte ist im Lauf der Jahrhunderte zugunsten der einseitigen Betonung des Dekorativen in Vergessenheit geraten.

Im Mittelalter mischte Nostradamus aus Gewürznelken, blutroten Rosen, Moschus und Ambra ein angebliches Mittel gegen die Pest zusammen. Als während des 2. Weltkriegs in Londoner Luftschutzkellern während der Bombenangriffe Lavendel versprüht wurde, geschah das nicht nur, um gegen den schlechten Geruch, den die auf engstem Raum zusammengepferchten Menschen verströmten, anzukämpfen, sondern auch, um ihre Nerven zu beruhigen und Panik zu verhindern.

In den USA gibt es mittlerweile Aromatherapien gegen jede erdenkliche Krankheit. New Age-Apologeten nahestehende Aromatherapeuten verordnen ihren Patienten eine Mischung aus Sterndeuterei und Parfumkunde. So behauptet der Astrologe George Muchery, daß Bettnässen durch eine Begegnung von Saturn und Waage sowie durch eine Mischung aus Geranium und Moschus geheilt werden könnte.

Europa hat der Aroma- und Bachblütentherapieboom zwar später, aber nicht viel weniger heftig erreicht. Auch hierzulande werden mittlerweile Blütentherapien gegen vielfältige organische Störungen angeboten. Sie alle gehen von der Entdeckung des 1936 gestorbenen englischen Arztes Edward Bach aus, der herausfand, daß bestimmte Düfte die psychische Verfassung be-

einflussen können. Er hielt die meisten Krankheiten für psychosomatisch und entdeckte insgesamt 38 Essenzen für die Seele. Die gesamte Therapie soll vor allem seelische Angst- und Unsicherheitszustände und Depressionen bekämpfen. Laut Dr. Bach mildert Enzian die Selbstzweifel und ist als Therapeutikum bei seelischen Tiefs geeignet, Eiche wirkt gegen Herrschsucht, Stechpalme gegen Eifersucht. An Nervosität leidende Menschen greifen zur Gefleckten Gauklerblume, Ruhelose zu Eisenkraut, und wen mangelndes Selbstvertrauen plagt, der kann Linderung durch die Lärche finden. Im Gefolge dieses Therapiemodells haben feministische Heilpraktikerinnen sogar Dufttherapien gegen Orgasmusstörungen und Frigidität entwickelt. Ob diesen Methoden größerer Erfolg beschieden ist als den herkömmlichen Therapien, ist freilich nur schwer überprüfbar.
Unter sachkundiger Leitung und von mystischem Ballast entkleidet, kann freilich ein ätherisches Öl unter Umständen eine brauchbare Alternative zu einem Antibiotikum darstellen.

Der Drogeriesupermarkt

Die Sachlage ist klar. Hier regiert das Sonderangebot. Hierher kommt man des Sparens und nicht unbedingt der Qualität wegen. Im Drogeriesupermarkt findet man eben auch ein Eau de toilette um 15 Mark oder ein Allerweltsparfum um 25 DM.
In letzter Zeit tauchten allerdings in den Glasschränken, die in den Drogeriemärkten zur Aufbewahrung teurerer Waren dienen, Parfums gehobenerer Preisklassen auf. Marken, die bislang nur in einschlägigen Parfümeriefachgeschäften zu haben waren. Ein weiteres Zeichen für die Vermassung des Parfums!
In aller Regel kosten Markenparfums im Drogeriesupermarkt ebensoviel wie im Fachgeschäft. Wer unschlüssig ist und nicht so recht weiß, was er will, hat in solchen Läden nichts zu gewinnen. Es ist mühselig: die Schränke mit den besseren Parfums sind versperrt, und um überhaupt ein Parfum testen zu können, muß man sich auf die Suche nach einer Verkäuferin machen. Das fällt nicht immer leicht, da in diesen Geschäften Verkäuferinnen vorwiegend als Packerinnen und Regaleinräumerinnen beschäftigt

werden und dementsprechend unter Streß stehen. Außerdem sind sie weder dazu angestellt noch ausgebildet, die Kunden zu beraten. Im Drogeriesupermarkt ist Selbstbedienung und -beratung oberstes Geschäftsprinzip.

Das Warenhaus

Es soll ja Frauen geben, die Warenhäusern verfallen sind. Nehmen wir also an, Sie sind so eine und ziehen den anonymen Konsumtempel dem Fachgeschäft vor, wo einem, kaum hat man den Fuß über die Schwelle gesetzt, eine häufig grell geschminkte Dame ein »Was kann ich für Sie tun?« ins Gesicht schleudert.

Das Warenhaus ist zum Schauen da. Es ist ein Ort des Flanierens.

Die Parfümerieabteilungen der meisten größeren Warenhäuser vertreiben die Produkte großer Parfum- und Kosmetikfirmen im Depotsystem. Das heißt, sie führen jene Marken, die sich durch bestimmte, ausgewählte Verkaufsstellen vor der totalen Vermassung bewahren und das Image der Exklusivität erhalten wollen. Weil jeder Produzent seinen eigenen Verkaufsstand eingerichtet hat, ist es relativ schwierig, sich einen Überblick über das Marktangebot zu verschaffen. Man muß wiederum wissen, was man will, bzw. muß mit den einzelnen Herstellern einigermaßen vertraut sein.

Vorteilhaft sind diese Parfumgäßchen allerdings, um sich einen neuen Duft auf ein Kärtchen oder das Handgelenk sprühen zu lassen, oder einfach nur, um kurz herumzugehen und zu schauen, was es wieder Neues gibt. Das allein ist schwierig genug, wo doch pro Jahr an die hundert neue Düfte (Frauen und Männer zusammengenommen) allein auf den deutschen Markt kommen.

Zeigen Sie beim Betreten des Geschäfts Selbstbewußtsein! Lassen Sie sich nicht die letzte Duftnovität aus dem Schaufenster aufdrängen. Wenn Sie sich überhaupt noch nicht mit Parfums beschäftigt haben, und keinen blassen Schimmer haben, was Sie wollen, überlegen Sie sich zuerst, in welche Richtung das Parfum gehen soll, das Sie für sich selber wollen.

Lassen Sie sich nicht von alten Männern ins Bockshorn jagen, auch wenn sie große Dichter sind! »Eine Frau, die sich nicht parfümiert, hat keine Zukunft«, schrieb Paul Valéry einmal. Das ist natürlich blanker Unsinn. Eine, die sich nicht parfümieren will, weil sie meint, ihr stehe ihr natürlicher Geruch am besten, oder die sich so am wohlsten fühlt, soll es auch nicht tun.

Gehen wir davon aus, daß Sie ein Parfum für sich selber möchten.

Zuerst: denken Sie keine Sekunde lang an die Männer. Denken Sie nicht darüber nach, was *er* dazu sagen würde. (Wenn er ein bestimmtes Parfum an Ihnen riechen will, kann er es Ihnen ja schenken.)

Dieses Parfum zahlen Sie schließlich selbst. Da sollen Sie zuerst einmal selber etwas davon haben. Wenn es wirklich zu Ihnen paßt (zur Haut, zum Typ etc.), erledigt sich die Sache mit der Erotik zum Beispiel von selbst. *Solche* Parfums nehmen die Männer wahr! Manche werden dann richtig zu Schnüfflern und hauchen Komplimente.

Auf die Frage, warum ihnen ein Parfum an einer bestimmten Frau gefällt, antworten Männer häufig: »Weil es ungewöhnlich ist. Ein Parfum darf alles, nur nicht gewöhnlich riechen.«

Attraktiv macht man sich zuerst einmal für sich selbst und dann erst für die anderen. Zweifellos steigern anerkennende Bemerkungen der Umwelt das Selbstvertrauen. Im konkreten Fall sind sie untrügliche Zeichen für die gelungene Parfumwahl. Beispielsweise wenn sich die Freundin nach dem Namen Ihres Parfums erkundigt, wenn Ihnen im Supermarkt die Dame vom Käsestand den Kollegen nachschickt, mit Zettel und Bleistift und der Bitte, Sie mögen doch den Namen Ihres Parfums notieren.

Für die Bewunderin ist allerdings Vorsicht geboten, denn kein Parfum riecht an jedem Körper gleich. Was an der einen phantastisch riecht, kann am eigenen Körper kläglich wirken. Stoffwechsel und andere komplizierte physiologische Prozesse (siehe weiter unten) spielen dabei eine große Rolle. Nicht umsonst ist es so schwierig, das Idealparfum zu finden.

Ich hoffe, daß Sie zu einem gewissen Opfer bereit sind: der Treue zum wohlgewählten Parfum.

Colette

Die Suche nach dem perfekten Duft

Mit den simplen Tricks von früher ist dem Problem nicht beizukommen. Damals ging man einfach her und ordnete die Parfums der Haarfarbe zu. Ein frischer, grüner Duft, ein fruchtiges Parfum für die Blondine. Eine schwere, orientalische Note für die Dunkelhaarige.

Eine Werbung aus den 20er Jahren für Patou bediente sich dieses Dualismus. »Êtes vous blonde?« »Sind Sie blond?« – »Dann haben wir genau das Richtige für Sie: *Love of love*.«

»Êtes vous brune?« »Sind Sie dunkelhaarig?« – »Dann nehmen Sie *Que sais-je?*.«

Daß die Sache zu komplex ist, um mit einer einfachen, nur auf Optik basierenden Überlegung abgetan zu werden, steht heute in jedem Handbuch für die angehende Parfümeriefachkraft. Die von Guerlain herausgegebene *Schulungsmappe Parfums* vermerkt unter der Rubrik *Tips für den Parfum-Verkauf*: »Die Übersetzung des beratenden Verkaufs für die Pflegeprodukte mit all seinen Regeln und Argumentationstechniken in den Parfumverkauf ist meistens zum Mißerfolg verurteilt! Denn, es gibt einen trockenen, gemischten und fetten Hauttyp, aber ES GIBT KEINEN BLONDEN – BRÜNETTEN – DUNKLEN PARFUM-TYP. Es gibt ›NUR‹ Milliarden verschiedene Seelen und Wünsche, die in PARFUMS umgesetzt werden wollen! Welche Absicht beinhaltet das Ritual ›PER FUMARE‹ – SICH PARFÜMIEREN?

Den Nasen der Götter zu schmeicheln, war wohl das erste duftende Anliegen der Menschen – ihr Wohlgefallen zu erregen. Die heutige Absicht des Rituals ist wohl kaum mehr an den Nasen der Götter interessiert.

Oder doch?
Ja! Denn setzt man an Stelle der antiken Götter Beruf – Gesellschaft – Partner u. m. –, wird deutlich, die Grundabsicht WAR und IST dieselbe – ERFOLG!
Ritual-Grundabsichten:
Identifikation = Wiederfindung der eigenen Persönlichkeit im Parfum
Stimmung = Wiederfindung einer momentanen Stimmung im Parfum
Selbstbewußtseinsstärkung, erotisches Verlangen anzeigen, Aufmerksamkeit erregen, Unterscheidung, Erinnerung schaffen u. m.
Der Hauptteil dieses Rituals ist wohl einzig und allein die Identifikation der eigenen Persönlichkeit mit dem Parfum, denn er bestimmt den Zeitraum des Parfumtragens und den Wechsel.
Die verschiedenen Stimmungen und Wünsche begründen die Verwendung von mehreren Parfums in ein und demselben Zeitraum.«
Klassifikationssysteme sind dazu da, die große Menge der auf dem Markt befindlichen Parfums einzuteilen und sie überschaubar zu machen. Die simpelste Unterscheidung teilt die Parfums nach dem Geschlecht in Männer- und Frauendüfte ein. So sonnenklar, wie sie zunächst scheint, ist die Angelegenheit nämlich gar nicht. Denn es gibt nicht wenige Frauen, denen die herkömmlichen Damendüfte zu süß, zu lieblich oder zu schwülstig sind, und die auf die herberen Männerparfums schwören. Das Unisex-Parfum ist im Vormarsch.
So betrachtet, trug eine Anzeige, die der Modeschöpfer Jean Patou 1929 plazierte, geradezu visionäre Züge. Patou ließ mit seinem Parfum *Le Sien* die Grenzen zwischen den Geschlechtern zerfließen.
»Ein maskuliner Duft für die sportliche Frau«, hieß es in dieser Werbung. »Der Sport ist ein Terrain, auf dem Mann und Frau gleich sind. Für die nüchterne, praktische Sportmode wäre ein effeminiertes Parfum die falsche Note.
Le Sien ist ein maskulin inspiriertes Parfum. Ich habe ihm diese offene, sehr nach außen gekehrte Note gegeben, die dem Mann

entspricht, die sich aber sehr gut mit der Persönlichkeit der modernen Frau verträgt. Die spielt Golf, raucht Zigaretten und versteht es, ihr Auto mit 120 Stundenkilometern zu fahren.«
Der Hintergrund der mit dieser vergleichsweisen Textlawine versehenen Reklame für das Unisex-Parfum war die Silhouette einer jungen Frau in grau-rosa Sportkleidung mit einem Golfschläger in der Hand.
Das Versagen der Sprache gehört, wie schon gesagt, zu den Schwierigkeiten (und Geheimnissen) des Themas Parfum. Das Problem ist ebenso alt wie der Versuch, verbale Näherungswerte und Vergleiche für die Duftnoten zu finden.

Blumig	*frisch, diskret, prickelnd, elegant, delikat, feminin.*
Chypre	*klassisch, mysteriös, ausgeglichen, voll, bleibend, schick.*
Hölzer	*anregend, sportlich, streng, dynamisch, attraktiv.*
Amber	*exotisch, einhüllend, warm, profund, erobernd.*
Leder	*würzig, warm, trocken, charakterstark, intensiv.*

Eine andere, nicht viel aufschlußreichere Zuordnung stammt vom englischen Parfumeur Piesse.

Jasmin	*für die witzige, geistreiche Frau.*
Magnolie	*für die verwirrende Frau.*
Moschus	*für die starke Frau.*
Rose	*für junge Mädchen in der ersten Blüte ihrer Schönheit.*
Zitrusdüfte	*stehen melancholischen Naturen besser.*
In Heliotrop	*(Pflanze, deren Blüten nach Vanille duften) liegt etwas Trauriges.*
Blauviolett	*ist die ideale Farbe für junge Witwen.*

Astrologiegläubige befragen die Gestirne nach den Eigenschaften bestimmter Düfte. So wird Ambra melancholischen Naturen zugeschrieben, man sagt, es fesselt das Begehren und macht be-

harrlich. Moschus paßt zu Sanguinikern und belebt die Gefühle. Patschuli schenkt ein langes Leben, und Orchidee verleiht der Trägerin eine intellektuelle Aura.
In ihrem Buch *Ein Hauch von Parfum* hat Françoise Sagan versucht, ihren Lieblingsstars (die immer auch Inbegriffe eines bestimmten Bildes von Weiblichkeit sind) passende Parfums zuzuordnen.

Greta Garbo: *Femme* von Rochas. Inbegriff von Weiblichkeit.
Liz Taylor: *Joy* von Patou. Sinnlich, aufsehenerregend.
Brigitte Bardot: *Vent Vert, Eau de toilette* von Balmain.
Jeanne Moreau: *Diorama*. Verwirrend, verwegen.
Ava Gardner: *Chanel No. 5*. Vornehm.
Marlene Dietrich: *L'heure bleue*. Geheimnisvoll.
Mae West: *Joy* von Patou (siehe oben). Ein fesselndes, sinnliches Parfum.

Wenn ein Parfum ein Renner wird, zieht es zumeist eine Reihe von Nachahmungen nach sich. *AnaïsAnaïs* (1979) von der Duftstoff-Firma Firmenish für Cacharel hergestellt und von Fachleuten als »der Coup der 80er Jahre« bezeichnet, hat 1985 immer noch die weltweiten Verkaufslisten angeführt. Außerdem hat *AnaïsAnaïs* eine regelrechte Romantikmode ausgelöst.
Abgesehen von solchen höchst erfolgreichen Neuschöpfungen sind eine Reihe von *Klassikern* auf dem Markt, die teilweise nicht einmal besonders beworben werden und sich trotzdem verkaufen. Es ist zu beobachten, daß manche Frauen durch die Flut an neuen Kreationen verunsichert sind und dazu neigen, auf klassische Markenprodukte zurückzugreifen.
In einer französischen Frauenzeitschrift wurde eine Marktforschungsstudie veröffentlicht, die sich mit der Zuordnung klassischer Parfums zu bestimmten Frauentypen befaßt:

La Bourgeoise, die Kultivierte
Paris von Yves Saint-Laurent, *Shalimar* und das aufdringlicher wirkende *Arpège* für die Mutigere.

Die Femme fatale
Poison von Dior, herausfordernd und kapriziös, *Magie Noire* von Lancôme, *Opium* von Yves Saint-Laurent.

Die Entschlossene
Cabochard von Grès, *Rive Gauche* von YSL, *Femme de tête* von Scherrer: wirken leicht maskulin und suggerieren Aktivität.

Die Literatin
Quelques Fleurs von Houbigant, *Mitsouko* von Guerlain, *Calèche* von Hermès.

Die Sportliche
Fleurs fraîches von Worth, *Miss Dior* von Christian Dior, *Ysatis* von Givenchy.

Die Diskrete
Chamade von Guerlain, *Caline* von Patou, *L'air du temps* von Nina Ricci.

Die Prominenz hat nie einen Hehl aus Vorlieben für bestimmte Parfums gemacht. Wenn man es nicht aus Überzeugung tat, konnte man so leicht Geld verdienen.
Am berühmtesten wurde Marilyn Monroes schon erwähntes frivoles Bekenntnis zu »ein paar Tropfen *Chanel No. 5* und sonst gar nichts«. Aber selbst dieses Bekenntnis sicherte *Chanel No. 5* keinen Spitzenplatz auf der Liste der *sexiest perfumes*. Im Gegenteil: auf Listen, die ausschließlich nach der erotischen Konnotation eines Duftes fragen, rangiert das ladylike Parfum regelmäßig im unteren Drittel.
Was wahrscheinlich ganz im Sinne der grande Demoiselle ist, denn die konnte Koketterie und frivoles Getue auf den Tod nicht ausstehen. Als der Stern des schmollmündigen Sexsymbols Brigitte Bardot aufging, ätzte sie: »Wenn ich mir vorstelle, daß so etwas Frankreich im Ausland repräsentiert! Entsetzlich!«
Chanel No. 5, das ist Klassik und Vornehmheit. Ein Parfum, das man sich an den kühlen Blondinen aus den Hitchcockfilmen vorstellen kann, aber nicht an der Bardot.

Grace Kelly bekannte sich standesgemäß zum angeblich teuersten Parfum der Welt, zu *Joy* von Patou.
Der französische Journalist Jean-Claude Jitrois, mit den Stars auf du und du und Autor des Buches *Parfums de Stars*, weiß nähere Details.
Jacqueline Bisset trägt angeblich nur *Arpège* von Lanvin, Fanny Ardent *Rive Gauche* von YSL, Isabelle Adjani schwankt noch: zwischen *Chanel No. 5* und *En Avion* von Caron. Christie Brinkley, Top-Model, und Mrs. Billy Joel schwören auf *Chanel No. 19*, Lady Di auf *Diorissimo* von Dior.
Lauren Bacall ist *Chloé* von Lagerfeld verfallen. Jerry Hall mag *Opium* von YSL, und Catherine Deneuve bekennt sich zu *Chanel No. 5* (obwohl sie ihren Namen für eine Parfumkreation hergegeben hat). Sie hat gute Gründe:
Erstens rührte sie als hochbezahltes Model die Werbetrommel für Chanel, und zweitens ist die kühle Blonde der Idealtyp für diesen Duft.
Weniger auf Partyklatsch als auf soziokulturelle Faktoren, die bei der Duftauswahl eine gewisse Rolle spielen, vertraute eine Untersuchung, die das französische Wochenmagazin *L'évènement du jeudi* veröffentlichte und die eine Art Landkarte des Parfums darstellt.

Frankreich

Die Französin bevorzugt Parfums aus dem eigenen Land und liebt besonders blumige und orientalische Noten. *AnaïsAnaïs* von Cacharel ist seit einigen Jahren Marktführer, dann folgen *Opium, Chanel No. 5, L'air du temps* und *Shalimar*.

England

Die Engländerin bevorzugt Natürlichkeit. *Opium* von Yves Saint-Laurent und *White Linen* von Estée Lauder teilen sich den Markt mit ganz einfachen Eaux de toilette mit leichten Fruchtbouquets. Marktführer: *Lace* und *White Satin* von Yardley, zwei leichte, blumige Parfums sowie *Tweed* von Lentheric, ein holziges, pudriges blumiges Parfum.

Deutschland

Vor einigen Jahren konnte man von einer deutschen Parfümerie im eigentlichen Sinn noch gar nicht sprechen. Nachdem sich in Deutschland lange Zeit amerikanische und französische Marken den Markt teilten – *Youth Dew* von Estée Lauder, *Opium* und *KL* von Lagerfeld waren die Renner –, wollen die Deutschen nun ihre Unabhängigkeit beweisen. Die Frauen geben schweren orientalischen Noten den Vorzug: An der Spitze liegen *Joop*, Jil Sander *Woman III*, ein holziger Blumenduft, sowie Bogner und Escada.

Italien

Es dauerte ziemlich lange, bis die Italiener das Marktsegment Parfum entdeckten. Erst seit knapp 10 Jahren ist es dort von wirtschaftlicher Bedeutung, dafür sind aber Marken wie Armani, Benetton, Moschino, Fendi, Ferré oder Versace nicht mehr wegzudenken. Fruchtige, blumige und lebhafte Noten liegen vorne: *Valentino* von Valentino beispielsweise.

Spanien

Die Spanierin von heute nimmt in ihrem Duftgeschmack gern Anleihen bei der Männerwelt. Früher parfümierten sich die spanischen Frauen wenig, weil ihnen ein soziales Leben in diesem Sinne verwehrt war. Dafür verwendeten die Männer Eaux de toilette im Überfluß. Sie wirkten belebend, und der Verbrauch wurde bald auf die ganze Familie ausgedehnt. Indirekt kamen die spanischen Frauen also durch die Männer zum Parfum. Das wirkte sich insofern aus, als würzige, kräuterartige Düfte heute noch den spanischen Geschmack bestimmen. Blumige und orientalische Noten findet man hingegen kaum. *Aire* von Loewe, *Alada* von Myrurgia und *Estivalia* von Puig sind die drei bestverkauften Parfums in Spanien. Daß *AnaïsAnaïs* äußerst gut lief, kann als Anzeichen für einen Stimmungswandel interpretiert werden.

Die Studie *Duft-Welten* der Frauenzeitschrift *freundin* beschäftigte sich mit den Duftpräferenzen von Frauen verschiedener Al-

tersgruppen und kam zu folgenden Ergebnissen: Junge Frauen um die 20 assoziieren mit Duft: ausgefallene Flakons, aufwendige Verpackungen, Designerparfums. »Der modische Auftritt des Parfums wird gekauft und als eigene Auftrittshilfe benutzt.« Ihre Duftpräferenz wird als »süß und aggressiv« beschrieben. Im Zentrum des Interesses stehen orientalisch-süße und blumig-süße Düfte. »Diejenigen Duftnoten, die auf starke Ablehnung stießen, waren solche, die als anmachender Männerduft oder aber als Seife (v)erkannt wurden. Insbesondere der Duft nach seifiger Sauberkeit provozierte Assoziationen zu dessen Gegenteil.« Frauen dieser Altersgruppe kaufen sehr imagebewußt. Sie zeigen eine starke Tendenz zu Markenparfums und legen auf Aufmachung und Verpackung gesteigerten Wert.
Bei Frauen über 30 ist das Spektrum der Duftpräferenzen wesentlich weiter: es reicht von chypre-fruchtig über orientalisch bis blumig-frisch. Vor orientalisch-süßen Düften schreckte ein Teil der Frauen aus der Versuchsgruppe allerdings zurück: sie deuteten solche Parfums »geradezu als Inbegriff abstoßender Gewalt und billiger Sexualität«. Ähnlich schlecht erging es einem blumig-süßen Duft. Manche Frauen assoziierten damit »ein Männer wahnsinnig machendes Psychoweib«.
Duftnoten aus dem orientalisch-süßen Bereich kommen bei jungen Männern zwischen 20 und 30 schlecht weg. In der Studie *Duft-Welten* heißt es dazu: »Frauen, so die Visualisierung, die derartiges tragen, halten nichts von sich und ziehen Männer an, die Potenzprobleme haben. Hier sieht man, daß die jungen Männer gar kein Interesse an diesen direkten Stimulanzien haben, sondern zumindest beim Duft, der ihnen an Frauen gefällt, auch auf etwas mehr distanzierte Herbheit Wert legen.«

Beim Einkauf zu beachten...

Der Idealfall: Man nehme ein Stück weißen Flanell und lasse ihn 24 Stunden unter der Achselhöhle. Dann schneide man den Stoff in kleine Streifen und lasse diese in der Parfümerie mit den in Frage kommenden Düften beträufeln, um zu sehen, wie das Parfum auf den Eigengeruch reagiert. Dann gehe man mit den Streifchen nach Hause und überlege.
Der Normalfall a: Man läßt sich das Parfum auf einen Streifen oder ein Kärtchen sprühen. Nachteil: man spürt es nur abstrakt, weil es sich nicht auf der Haut entfaltet. Diese Reaktion macht aber das individuelle Charakteristikum eines Parfums aus.
Der Normalfall b: Man läßt sich die zu testenden Parfums auf Handgelenk, Handrücken und Unterarm sprühen. Schön verteilt, damit sich die Düfte nicht vermischen. Es können nur drei, maximal vier Duftnoten getestet werden, denn, wie gesagt, mehr Parfums kann eine ungeübte Nase nicht unterscheiden.
Direktes Riechen am Flakon ist Unsinn, weil der Alkohol, den man in konzentrierter Form einatmet, die Feinheiten des Bouquets verfälscht. Außerdem nimmt man nur die »Explosion« der Kopfnote wahr und nicht die beiden anderen Noten, die sich erst nach und nach entfalten.
Im Handel werden Düfte in verschieden konzentrierter Form angeboten:
Parfum, mit dem man sich aus der hohlen Hand parfümiert, enthält in der Regel 15–18 % aromatische Substanzen, *Eau de parfum* (Zwischending zwischen Parfum und Eau de toilette) 8–10 % und *Eau de toilette* 5–8 %.
Parfums halten aufgrund der größeren Konzentration von Duftstoffen entsprechend länger an. Außerdem sind sie mit 95gradi-

gem Alkohol hergestellt, während er bei Eau de toilette und Eau de Cologne nur zwischen 80 und 90 Grad hat. Wer großzügiges Auftragen gewöhnt ist und auch auf das Zisch-Gefühl nicht verzichten möchte, greift also zum Niederkonzentrierten.
In den 30er Jahren diktierte das Schönheitsideal, daß sich die ganze Person einem Parfum mehr oder weniger unterzuordnen habe. Das Ideal, hieß es in einem zeitgenössischen Modejournal, sei, »daß ein einziger Duft eine Person umgibt und von ihr ausgeht«. Kleidung, Briefpapier, Handschuhe, Kissen, Salon und Schlafzimmer – eine mono-olfaktorische Duftorgie!
»Neues Parfum, neues Leben«, sagte man damals, und in der Literatur heißt es, Parfums sind immer neue Illusionen. Es soll Frauen geben, die sich die Haare schneiden lassen, wenn sie sich von einem Mann trennen. Vielleicht gibt es auch welche, die sich in solchen Situationen ein neues Parfum suchen.
Die Wahl einer neuen Duftnote hängt oft mit dem subjektiven Gefühl der Veränderung zusammen. Ich bin eine andere geworden, jetzt will ich ein neues Parfum.
Jemand, der einem Parfum ewig treu bleibt, sagen die Psychologen, ist eine Person, die mit Erinnerungen, mit der Vergangenheit lebt, und gleichzeitig jemand, der seine Persönlichkeit gerne seiner Umgebung oktroyiert.
Allzuviel Nostalgie und Pathos ist beim Parfumkauf nicht angebracht. Das Parfum für die Ewigkeit, die zweite Haut, ist heute ein Anachronismus. Es gehört zu den kleinen Annehmlichkeiten des Alltags, und nicht wenige Frauen (aber auch Männer) besitzen gleich mehrere davon. Je nach Laune, je nach Stimmung, aber auch nach Tageszeit und momentaner Aktivität werden sie eingesetzt. Ein leichter, frischer Duft fürs Büro, ein orientalischer Duft fürs Rendezvous usw.
Auch Jahreszeit und Witterung beeinflussen die Wahl des Parfums. So passen schwere erotisierende Parfums zwar zu Pelzmänteln, aber nicht zu bloßer Haut bei 35 Grad im Schatten. Nicht von ungefähr gehört die Geschichte von der dicken Metzgersgattin mit dem Stiernacken, die im überfüllten marokkanischen Bus bei glühender Hitze süßlich und intensiv wie ein halbes Dutzend Versailles-Hofdamen roch, zu den Lieblings-

anekdoten des Seniorparfümeurs eines großen deutschen Duftstoffherstellers.
Man sollte sich beim Kauf eines neuen Parfums nicht gleich zur maximalen Flakongröße überreden lassen. Vielleicht hat man doch nicht den perfekten Duft zu seinem Typ gefunden, vielleicht haben hoffnungslose Romantiker recht. Sie vergleichen das Gefühl, das einen befällt, wenn man das richtige Parfum gefunden hat, mit dem Zustand der Verliebtheit. Kaum hat man sich in einen Duft verknallt, geht er einem schon wieder gehörig auf die Nerven...

Auf welchen Körperpartien wirkt das Parfum am besten?

Warum sich Parfum auf die Haare tun, wo es doch so schnell verfliegt, daß nur die Vögel seinen Geruch wahrnehmen? Was mich betrifft, so ziehe ich es vor, meine Füße in duftenden Aromen zu baden, damit sie ihren Duft über meinen ganzen Körper verbreiten.

Diogenes

Der Philosoph irrte: die Haare eignen sich wunderbar zum Auftragen des Parfums, weil sie die Eigenschaft besitzen, sich mit Geruchsstoffen vollzusaugen. Die parfumgeeignetsten Körperpartien sind jene Stellen, wo das Blut am stärksten zirkuliert: Handgelenk, Nacken, Schläfe, Kniekehle, Dekolleté. Dort hält sich das Parfum am längsten. Der Charakter des Parfums ändert sich durch die Wärme, die von diesen Körperpartien ausgeht.

Wer vom Duft wie von einer Wolke aus Wohlgeruch umhüllt werden möchte, betupft auch den Rocksaum mit Parfum. Dann steigt der Duft auf und umgibt den ganzen Körper.

Im Idealfall entwickelt sich das Parfum harmonisch und ausgeglichen auf der Haut.

Es muß einige Stunden anhalten.

Bei der Komposition muß die »gleichmäßige Verflüchtigung« der einzelnen Komponenten berücksichtigt werden, sonst verliert das Parfum seine Harmonie. Während der ersten Stunde wird das Parfum komplett, d. h. es amalgamiert sich mit verschiedenen, aus den Poren dringenden Säuren und entwickelt so seinen definitiven Charakter.

Dieser hängt wiederum vom Stoffwechsel der betreffenden Person, von der Tageszeit und bei Frauen von der Zyklusphase ab.

Der komplexe Interaktionsmechanismus bewirkt, daß sich ein und dasselbe Parfum auf verschiedenen Körpern verschieden entwickelt, bis es unverkennbar wird.
Es gibt Frauen, deren Haut jede Duftnote aufnimmt, während bei anderen kein noch so teurer Duft hält. Ein häufiger Grund für das baldige Verdunsten des Parfums kann ein Überschuß an Hauttalg sein, der die Haftung verhindert oder sie herabsetzt.
Es kann sehr frustrieren, wenn kein noch so teurer Duft an der Haut haften will. Fachleute empfehlen, in solchen Fällen kein Eau de toilette, sondern konzentriertes Parfum zu verwenden. Ausnahmsweise darf auch zu sehr schweren Düften gegriffen werden. Mit Seife und Deodorant in derselben Duftnote läßt sich auch in hartnäckigen, die Parfumaufnahme verweigernden Fällen ein gewisser Duftpegel den Tag über halten.

Tips bei der Anwendung

Vorsicht bei Sonnenbestrahlung! Bei Bergwanderungen unter glühender Hitze oder beim Sonnenbaden am Meer empfiehlt es sich, auf Parfum zu verzichten.
Es kann nämlich eine chemische Reaktion zwischen dem im Alkohol enthaltenen Kohlenstoff und den Sonnenstrahlen zustande kommen, die Pigmentflecken verursacht.
Wer einen Pelzmantel besitzt und ihn partout parfumieren will, sollte den Duft niemals von außen auftragen, weil sich die Haare verfärben können.
Wenn es sein muß, besprühen Sie den Pelz von innen. Auch auf Leder kann Parfum Spuren hinterlassen. Wer Handschuhe und Taschen besprühen möchte, sollte dies nur auf der Innenseite tun.
Auf Seide und helle Stoffe sollte man kein Parfum auftragen. Es können sich Flecken bilden, denen der beste Fleckentferner nichts anhaben kann.
Parfum entfaltet sich besonders harmonisch auf natürlichen Fasern wie Baumwolle, Leinen oder Wolle. Auf synthetischen Fasern entwickelt es sich brutaler und weniger anhaltend.
Licht, Luft und Wärme sind auch nicht unbedingt Freunde des Parfums.
Nach Gebrauch sollte der Flakon sofort wieder verschlossen werden. (Aber das versteht sich ohnehin von selbst.) Wer besonders diszipliniert ist, hält sich an die Ratschläge des Fachhandels und bewahrt das Parfum zwecks Lichtschutz im Überkarton auf.
Ein letzter Tip für Trendsetterinnen:
Diskrete, blumig-fruchtige Parfums gelten nach den schweren

Düften der 80er Jahre als Dernier cri und Duft-Tip für die 90er. Parfums, die mit dem Slogan *un parfum presque innocent*, »ein fast unschuldiges Parfum« werben (*Cabotine* von Grès beispielsweise), gelten als très chic.

Männer und Parfum

Der hochgewachsene, bärtige Mann, der am 6. April 1919 das Porzellangeschäft *Aux Lions de Faïence* in der Pariser Rue de Rivoli betrat, ahnte nicht, daß er in sein Verderben ging.
Er ließ sich Teegeschirr zeigen. Einer zufällig anwesenden Kundin fiel der intensive Duft auf, der seinem langen Bart entströmte. Diesen Geruch kannte sie, aber woher? Schließlich fiel ihr ein, daß der letzte Liebhaber ihrer seit langem spurlos verschwundenen Schwester genau diesen Duft verbreitet hatte.
Die Dame rief die Polizei. Henri Désiré Landru wurde verhaftet und des Mordes überführt. Der *Blaubart von Paris* hatte elf Frauen getötet, zerstückelt und verbrannt.
Sein Parfum, so will es die Legende, hatte ihn an den Galgen gebracht. Er trug *Mouchoir de Monsieur*, eine extravagante Mischung aus Kräuter- und Blütenessenzen, die Guerlain 1904 auf den Markt gebracht hatte.
Das schon erwähnte Diktum vom »fast schon neurotischen Geruchstaumel«, in dem die Gesellschaft der Belle Époque lag, galt nur für den weiblichen Teil der Menschheit. Der richtige Kerl roch nach Seife und sonst gar nichts. Eau de Cologne und lavendelbetupftes Taschentuch waren das Äußerste. Der parfümierte Mann galt als effeminiert.
Heute zählen die Männer zu den Hoffnungsträgern der Parfumindustrie. Dieser Markt verzeichnet im Schnitt fast doppelt so hohe Wachstumsraten wie der schon leicht stagnierende weibliche Markt. Eine Umsatzsteigerung von 6,9 % bei Herrenkosmetik vermeldete der *Industrieverband Körperpflege und Waschmittel*, Frankfurt, im Jahr 1990 und sagte steigende Tendenz voraus.

Die Zahlen, die *Parfums Christian Dior* über den Ende '88/'89 in Europa und Übersee eingeführten Herrenduft *Fahrenheit* veröffentlichte, illustrieren den Trend zum Männerduft. 346 Mio. Francs, 11 % des Gesamtumsatzes von *Parfums Dior*, hat das Weißdorn-Sandelholz-Gemisch in nur einem Jahr eingebracht. *Fahrenheit* sei auf dem besten Wege, das maskuline Pendant zum femininen Dior-Klassiker *Poison* zu werden, ließ die seit 1972 zur Moët-Hennessy-Gruppe gehörende Luxusartikelfirma verlauten. Alles andere wäre freilich auch ein Desaster gewesen.
Hinter den pompösen Ertragszahlen steckt ein gigantischer Aufwand: allein die europaweite Lancierung von *Fahrenheit* kostete 30 Mio. Francs. Drei Wochen lang arbeitete ein 40köpfiges Aufnahmeteam in der australischen Wüste am Werbefilm. Eine 60 Tonnen schwere Brücke und ein 12 Meter hoher Turm wurden für den 30-Sekunden-Spot in den Wüstensand gebaut.
Chanel testete *Égoiste* zwei Jahre lang unter dem Namen *Bois Noir* in Chanel-Boutiquen, bis das Parfum »für den Ästheten – exklusiv, hedonistisch« unter gigantischem Werbeaufwand auf den Markt kam. Die großen Parfums erzählen immer auch so etwas wie Märchen. Das Licht der Welt erblicken sie zumeist in feudalem Umfeld: in der Orangerie von Versailles, im Palais Garnier. Mit *Égoiste* hat Chanel diesen Modus revolutioniert. Die Lancierung des Duftes ähnelte mehr einer dramatischen Inszenierung, einer unwirklichen Saga als einer Produktpräsentation.
Jeder und jede aus der geladenen, handverlesenen Journalistenschar wurde von einem Rolls-Royce von zu Hause abgeholt. Während der Fahrt beschrieb eine Tonbandstimme das neue Parfum, Frank Sinatra sang *My Way*. Dann lief der von Jean-Paul Goude gedrehte Werbefilm über den eingebauten Bildschirm. Punkt 21 Uhr erhielten ein paar hundert ausgewählte Personen einen *Égoiste*-Flakon. Dieses Szenario wurde in vielen europäischen Hauptstädten wiederholt und von einem französischen Zeichner sogar als Comic festgehalten.
Der Aufwand scheint sich gelohnt zu haben. Obwohl erst kurz auf dem Markt, hat sich *Égoiste* schon unter die Klassiker des Männerduftes eingereiht. Dem perfekten Imagestyling und der

ungewöhnlichen Werbung verdankt *Égoiste* wohl seinen Ruf als todschickes Männerparfum. Vor allem von intellektuellen, modebewußten Männern wird es gerne verwendet. Manche werden durch überreichen Gebrauch allerdings unschuldiges Opfer von Mißverständnissen.

> *»Hochsommer in der Nebelstadt. 5 Uhr früh. Piep, piep, piept der Reisewecker, und ein deutscher Kuschel-Kolumnist springt in ein Badezimmer. Rasch Zähne putzen, und damit ich wenigstens rasiert rieche, benetze ich mich vielleicht überreichlich mit dem neuen After Shave von Chanel, Égoiste. Manche sagen: Riecht wie Apfelstrudel. Später will erkundet werden, wie PanAm-Angestellte finden, daß es riecht.*
> *(Etwas später auf dem Flughafen. Die PanAm-Sicherheitsbeamtin):*
> *If you wish to fly PanAm, I must advise you not to drink before your flight. Ich (sehr erstaunt): I am not drunk. Sie: But I do smell the drink. Ich (erleichtert): Oh, that's my after shave. Da ich ausnahmsweise tatsächlich stocknüchtern war, erwartete ich, daß die Dame nun noch einmal genauer hinriechen würde und sich für ihre Entgleisung entschuldigen würde.*
> *In meinem Gefühl aufkommender Panik sah ich nur noch einen Ausweg: Ich holte meinen Kulturbeutel aus der Tasche und hielt ihr den Égoiste-Flakon entgegen, sie solle doch mal riechen, das sei kein Schnaps, ein Schnaps würde doch anders heißen.«*
> *Max Goldt: Erste Anzeichen eines Interessenkonflikts zwischen den Häusern Chanel und PanAm (titanic 11/90)*

Um das 80er-Jahre-Stigma, das Égoiste umgibt, ein wenig abzustreifen, hat Chanel die für die 90er Jahre tauglichere Light-Variante »Égoiste Platinum« auf den Markt gebracht.
In die Phalanx der erfolgreichen Männerdüfte einzubrechen, erfordert viel Schlagkraft auf einem hart konkurrierenden Markt. Allein auf dem deutschen Markt buhlen an die 250 Herrenpar-

fummarken um die Gunst des Mannes. Bei Erfolg locken saftige Gewinne, gehen doch erst 30% des weltweiten Parfümerieumsatzes auf das Konto der Männer.
Wollte man eine Hitliste der Männerparfums erstellen, *Azzaro pour homme* würde sie anführen. Gefolgt von *Drakkar Noir* von Guy Laroche, *Paco Rabanne pour homme* und *Antaeus* von Chanel, aber auch *Boss* von Boss, *Fahrenheit* von Dior, *Relax* von Davidoff und *Héritage* von Guerlain liegen nicht schlecht. *Paco Rabanne pour homme*, seit 1973 auf den Markt und seither zum Inbegriff des Männerparfums schlechthin geworden, hat bisher 130. Mio Flakons verkauft. *Drakkar Noir*, das seit 1982 verkauft wird, kann immer noch gewaltige Zuwachsraten verzeichnen. In Frankreich liegt allerdings *Lacoste* an zweiter Stelle. Dieser Erfolg ist einer neuen jungen Klientel zu verdanken, die dem Sport große Bedeutung beimißt und für traditionelle Images wenig übrig hat.
Rund 800 Mio. DM geben deutsche Männer pro Jahr für Herrenkosmetik aus. Aber für die überwiegende Mehrheit der Konsumenten ist die Parfümerie immer noch ein unheimlicher Ort. Nur 20% der Deutschen greifen täglich zum Eau de toilette, aber die Hälfte aller Männer zwischen 14 und 64 verwendet täglich ein After Shave. Nur jeder zweite Mann kauft sich seinen Duft auch selbst. Vor Jahren war es noch jeder dritte.
Das herabwürdigende Bild vom parfümierten, ergo weibischen Mann entstand im prüden 19. Jahrhundert und setzte sich bis weit ins 20. Jahrhundert fort. Selbst André Gide hielt mit diffamierenden Bemerkungen über sich parfümierende Homosexuelle nicht hinterm Berg.
In biblischen und antiken Zeiten war das anders. Damals hatte das Parfum kein Geschlecht. Die Männer parfümierten sich mindestens ebensosehr wie die Frauen.
König David, sagt die Überlieferung, besprühte seine Kleider mit Duftstoffen, und die Bibel riet: »Umgib dich mit ätherischen Ölen, und lebe dein Leben an der Seite der Frau, die du liebst.«
Die größten Feldherren und Eroberer der Geschichte, Männer wie Alexander der Große, Julius Caesar, Xerxes, Hannibal oder Dschingis-Khan parfümierten und schminkten sich, wenn sie

durch die Straßen einer besiegten Stadt zogen. In Versailles roch jeder, vom niedrigsten Höfling bis zum Kaiser, wie ein wandelnder Flakon.

Die soignierten britischen Herren des 18. Jahrhunderts bevorzugten den sehr intensiv riechenden animalischen Duftstoff Zibet. Die größten Dandies dieser Epoche sollen sogar andere Gäste regelmäßig in die Flucht getrieben haben, wenn sie in ihrem Stamm-Coffee-House auftauchten, ihre parfumgetränkten Handschuhe und Taschentücher in der Luft schwenkten und die kleinen Gold- und Silber-Flakons ausgiebig zur Nase führten.

»Der beste Duft des Mannes ist sein natürlicher Geruch, vermischt mit dem der Frau, die er liebt und einem Tropfen französischen Parfums.« Als Pitigrilli, der italienische Skandalautor und Dauergast auf den schwarzen Listen der inkriminierten Bücher, im Jahr 1930 diese Worte niederschrieb, traf er durchaus den Zeitgeist. Auch nach den *Roaring Twenties* wurde an einem Mann nicht mehr als Eau de Cologne und ein Hauch von Lavendel im Taschentuch toleriert.

Als *Mouchoir de Monsieur* herauskam, teilte es sich den Markt vor allem mit Haarwasser und parfümierten Pomaden. Marcel Rochas, der in den späten 40er Jahren *Moustache* herausgebracht hatte, bediente sich in avantgardistischer Manier einer heute selbstverständlichen Marketingstrategie. Er lieferte von Beginn an die komplette Pflegeserie zum Parfum mit: Rasierwasser, Seife, Deodorant, Badezusatz, Körperlotion.

Heute tragen die Zusatzprodukte schillernde Namen: Deodorant Stick, Pre-Electric Shave, Deodorant Natural Spray, After Shave Balm, Effective Facial Scrub oder Everyday Shampoo. Da Männer viel mehr als Frauen dazu neigen, sich täglich die Haare zu waschen, geben sie unter Umständen auch für solche Spezialprodukte mehr Geld aus. Überdies, sagen Marktforscher, kaufen Männer im Gegensatz zu Frauen häufig gleich die ganze Pflegeserie eines Herstellers und stellen sie wie eine fix und fertige Einrichtung ins Badezimmer.

Bei jeder Serie ist das Parfum als Zentralprodukt das intensiv beworbene Zugpferd, die ergänzenden Zusatzprodukte springen wie kleine Fohlen hinterher. Das Männerparfum des Herrn Rochas verdankt seinen Namen übrigens der Kunstsinnigkeit des Parfum- und Modeschöpfers. Als er an einem Sonntagnachmittag mit einem Freund durch die heiligen Gemäldehallen des Louvre spazierte, fiel sein Blick auf ein Gemälde Van Dycks. Es zeigte Charles I. von England. Der Monarch trug Schnurrbart, *Moustache*.

Trotz des betont virilen Namens traute sich aus Angst davor, als weibisch zu gelten, kaum ein Mann selber in die Parfümerie. Madame kaufte *Moustache* für Monsieur.

Lavendelwässer waren seit ungefähr 1910 auf dem Markt. Bis zu den 50er Jahren waren sie dank ihres diskreten Duftes Dauerbrenner auf dem Männerparfummarkt. In den 60er und 70er Jahren, als das Parfum für den Mann allmählich in den Rang einer gesellschaftlichen Normalität aufstieg, ereilte das brave, zurückhaltende Lavendelwasser das Schicksal des allzu Beständigen: es galt als altmodisch.

Der Mann von Welt trug längst die Klassiker unter den Männerparfums: *Eau Sauvage* von Dior, *Habit Rouge* oder *Vetiver* von Guerlain, das Jean-Paul Guerlain für sich selbst kreiert hatte. Mit den 60er Jahren setzte die große Zeit der Eaux de toilette pour homme ein.

Der politisch engagierte Mann ging in den 60ern und 70ern in den indischen Laden bei der Uni oder beim Frauengesundheitszentrum und kaufte neben Räucherstäbchen ein Fläschchen Patschuli. »Die Linken, die nach Patschuli stinken«, lautete ein beliebtes Schimpfwort dieser Jahre. Daß die zur Familie der Lippenblütler gehörende krautige Pflanze mit den kleinen weißen und violetten Blüten zum liebsten Duft der Alternativszene aufstieg, dürfte sie weniger ihrem Geruch als ihrer idealisierten asiatischen Herkunft verdanken.

Als Yves Saint-Laurent Anfang der 70er Jahre nackt posierte, um für *YSL pour homme* die Werbetrommel zu rühren, gab es einen mittleren Skandal. Glaubt man den Worten des Fotografen des Bildes, Jeanloup Sieff, hatte YSL sein Ziel erreicht: »Er wollte nur schockieren.« Es war das erste Mal, daß ein Modeschöpfer in eigener Person und noch dazu splitternackt für sein Parfum warb.

Das Verhältnis Mann-Parfum hat sich in den letzten Jahren nachhaltig geändert. »Die Männer sind parfumbewußter geworden, der Duft wird nicht mehr bloß funktionell betrachtet, sondern wird als Duft an sich wahrgenommen. Darin kann man auch eine Art Erwachsenwerden der Männer sehen«, analysiert ein Parfümeur. Noch Anfang der 60er Jahre hieß es in einem der damals gebräuchlichen Anstandsbücher lakonisch: »Daß Herren außer einem Spritzer Kölnisch Wasser oder einem noch kleineren Spritzer Juchtenparfüm keinerlei Duftwässer – herbe Rasierwässer ausgenommen – benutzen, ist selbstverständlich.« Diese Zeiten scheinen glücklicherweise überwunden.
Für den Parfümeur kristallisieren sich bei den Männerparfums drei ganz unterschiedliche Duftrichtungen heraus: da sind einmal die maskulinen Düfte im herkömmlichen Sinn, Männerparfums »mit einem starken Ledertouch drin«, dann »sehr parfümistische Noten«, fast süße, holzige Düfte wie *Minotaure* von Paloma Picasso, und schließlich haben sich neben den gängigen »frischen aromatischen Fougère-Noten« wie *Cool Water* oder *Drakkar Noir* »Noten mit marinigen, meeresbrisenartigen Aspekten« wie *Kenzo pour homme* etabliert. Dieses frische Männerparfum riecht fast wie ein Unisex-Duft – und liegt damit in der Front der Trendsetter ganz vorne. Jacques Polge, »Chefnase« von Chanel und Createur von *Antaeus* und *Égoiste* erklärt: »Es gibt vier Basisparfums für Männer: Vetiver, Patschuli, Sandelholz und Zeder. Sandelholz ist das seltenste.« Vor ein paar Jahren bahnte sich eine erste Trendwende an: plötzlich fand man in Männerparfums auch femininere Noten. Christian Dior war mit *Fahrenheit* (1987) der erste, der diesen Weg beschritten hat. Dann kam *Ténéré* von Paco Rabanne, das erste würzig-blumige Männerparfum, dann *Tuscany* von Aramis. Vielleicht wird sich in ein paar Jahren die Trennung Männer- und Frauenparfums vollständig aufgelöst haben, und es werden nur noch Parfums mit verschiedenen Images und Duftrichtungen angeboten werden.

Der Duft berühmter Männer

1 Uhr nachts, 27. Juli 1852
Ich habe das Haarwasser Taburel, den Artikel und das Pulver erhalten. Warum das Pulver? Ich benutze seit Jahren Odontine von Lepelletier, das sehr gut ist. Doch werde ich Dir zu Ehren dieses Pulver verwenden.

Gustave Flaubert an Louise Colet

Dank eines Manuskripts, das heute in Oxford aufbewahrt wird, kennt man sogar die Zusammensetzung des Parfums, das Heinrich VIII. von England benutzte. »Man nimmt 6 Löffel Rosenwasser, eine Viertelunze feinen Zucker und eine Unze Amber. Das Gemisch kocht man fünf oder sechs Stunden auf kleiner Flamme und filtert es anschließend.« Zu welchem Teil Heinrich seinen legendären Ruhm als Blaubart seinem Parfum verdankte, berichtet die Überlieferung nicht.

Napoleon, nicht nur als Feldherr, sondern auch als Riechstoffkonsument ein Titan, schwor auf *Brown Windsor* von Chardin und kaufte Unmengen von *Kölnischwasser* bei Farina. Es kam vor, daß er mehr als 60 Flaschen Eau de Cologne im Monat verbrauchte.

George Washingtons Parfum wurde auf der Basis von Moschus und Bergamotte sowie 25 weiteren Ingredienzien hergestellt. Man kann es angeblich heute noch in einem New Yorker Fachgeschäft kaufen.

Als ehemaliger B-Westernheld und glühender Patriot blieb Ronald Reagan mit seinem Geschmack selbstverständlich im Lande. Er bevorzugte *Aramis* vom amerikanischen Estée Lauder-Konzern und dürfte davon ausgiebig Gebrauch gemacht ha-

ben. Im Weißen Haus, heißt es, habe man ihn lange schon gerochen, bevor er zu sehen war.
An prominenten Werbeträgern herrscht kein Mangel. Fürst Rainier von Monaco hat sich öffentlich zu *Habit Rouge* von Guerlain bekannt, einem nach dem roten Rock der Reiter benannten Parfum, das vornehmen älteren Herren am besten steht. Philippe Guerlain, ein distinguierter Herr um die 60, sagt mit leichtem Pathos in der Stimme: »*Habit Rouge* gehört zu meinem Leben wie Essen und Schlafen.« Der Filmstar Jean-Claude Brialy hat – ob bezahlt oder unbezahlt – *Mouchoir de Monsieur* wiederholt zu seinem Lieblingsparfum erklärt.
Die Beziehung zwischen Mann, Schweiß und Muskeln gehört zu den Archetypen des männlichen Selbstbildes. Insofern müßten Spitzensportler die idealen Werbeträger sein, sollte man meinen.
Björn Borg wollte es Michael Jackson und Omar Sharif gleichtun und gab seinen Namen für ein Parfum her. Er hätte es lieber bleiben lassen sollen, denn der Markterfolg von *Björn Borg After Shave* war mindestens so ein Fiasko wie die späte Karriere des Björn Borg.
Gabriela Sabatini hingegen ist mit ihrem auf dem unteren Preisniveau angesiedelten, für den Massenmarkt konzipierten Duft ein Verkaufserfolg gelungen. Wer einmal Sabatini gerochen hat, verbucht Boris Becker drei Pluspunkte für gutes Betragen: Er hat noch keinem Duftwässerchen seinen Namen gegeben.
Herbert Frommen, der Geschäftsführer der Wiesbadener Firma Lancaster, die unter anderem Joop, Jil Sander und Davidoff vertreibt, im FAZ-Magazin zum Thema Sportler und Parfum: »Am Ende einer Sportlerkarriere – die große Ausnahme ist Max Schmeling – interessiert sich nur noch die Regenbogenpresse für die Person. Damit ist eine Marke im gehobenen Marktsegment erledigt; das Produkt hält so etwas nicht aus, weil der Verbraucher sich damit nicht identifizieren mag.
Ist das der Grund dafür, daß kein Parfum wie Boris Becker heißt?
Das Angebot habe ich per Fax erhalten, und ich habe es sofort auf dem gleichen Wege abgelehnt. Ich bewundere ihn und mag ihn

nicht verlieren sehen, aber ein Produkt mit seinem Namen möchte ich nicht verkaufen.«

Ratschläge für Männer

Am schlimmsten sind Männer mit dem gewissen strengen Geruch. Sie riechen nach Reinheit und scharfen Ausdünstungen zugleich, nach Wasser, Seife und Sperma. Leicht sind sie als Parfummuffel zu identifizieren, die Wasser und Seife für den Gipfel der Hygiene und ihren natürlichen Körpergeruch für ein Geschenk des Himmels halten. Von solchen Männern kann man ruhigen Gewissens Abstand nehmen. Dieses Duftverhalten zeugt von wenig Phantasie und Sensibilität.

Ein Mann riecht dann gut, wenn er männlich riecht und trotzdem duftet. Ein süßliches anbiederndes Parfum auf männlicher Haut ist Grund genug, auf der Stelle zu *verduften*. Er wirkt aufdringlich, klebrig und unmännlich.

Ein richtiger Mann riecht nach Tabak, Leder, Alkohol und körperlicher Arbeit, aber niemals nach purem, unverfälschtem Schweiß. Es stößt ab, wenn viele Männer noch immer von sich selber das Bild des rauhbeinigen Kerls pflegen; Schweiß, auch wenn er im Fitneßstudio künstlich beim Muskeltraining erzeugt wurde, stößt ab. Einen solchen Kerl möchte man nicht auf seinem sauberen Bettlaken haben. Das ideale Männerparfum muß also in einem Balanceakt dem natürlichen maskulinen Körpergeruch nahekommen und trotzdem eine ganz charakteristische Duftnote entwickeln.

Deswegen sind die Bestandteile von Männerparfums wie die Mitglieder englischer Clubs: es sind immer dieselben. Pinie, Bergamotte, Lavendel, Zeder, Sandelholz, Amber, Moschus, Tabak, Gewürze. Leichtere Düfte wie Nelke oder Narzisse sind dazugekommen. Holzig, würzig, blumig – das ist die neue Alchimie der Männerparfums. Weder zu stark noch zu schwach,

weder zu frisch noch zu exotisch. Ledrige *und* blumige Noten sind heute möglich.
Männer sind sich selten darüber klar, aber ihr Parfum erzählt ein Geheimnis. Sie reagieren viel vorbildbezogener als Frauen. Sie wählen einen Duft danach aus, wie weit er sich dem Idealbild, das sie von sich selber haben, annähert. Frauen neigen dazu, ihre eigene Person zu hinterfragen und durch die Wahl der Duftnote zu interpretieren.
So gesehen ist der parfümierte Mann das erstrebenswerteste Wesen der Welt. Ein offenes Buch, ein leicht zu dechiffrierender Code.
Der Duft nach der wilden Frische von Limonen läßt auf einen Sportfanatiker und Besitzer einer stattlichen Polohemdensammlung schließen. Zusatzbezeichnungen wie *Eau de sport* sind ihm enorm wichtig, kann er sie doch jederzeit als Ausrede »das ist ja gar kein richtiges Parfum!« verwenden. Unterdrücken Sie Ihre fatale Neigung, Ihre panische Angst davor, für weibisch gehalten zu werden. Übertreiben Sie die Sache mit der Gesichtsbräune nicht! Sie ist ungesund und außerdem aus der Mode geraten.
Ein zurückhaltender, zeitloser, vornehmer Duft wie *Eau Sauvage* oder *Habit Rouge* weist Sie als perfekten Gentleman aus. Von Kopf bis Fuß auf Stil eingestellt und den hektischen Windmühlendrehungen des Zeitgeistes abhold. Sie neigen zu solch schwulstigen Formulierungen, weil sie in Stilfragen gelegentlich außer Rand und Band geraten. Entfesselt mimen Sie den Gentleman, wo er sich doch in erster Linie durch Diskretion und gekonntes Understatement auszeichnet. Mit Ihrem Duft übertreiben Sie zum Beispiel manchmal. Dann riechen Sie wie ein teures Parfumfläschchen mit einem seidenen Stecktuch in der Brusttasche. Wenn Sie zu solchen Düften neigen, muß Ihnen völlig klar sein, wer Sie wirklich sind!
Die Superklassiker unter den Eaux de toilette machen älter, weil sie mit dem Image des Zeitlosen behaftet sind. Ist Versace, der Couturier der Rockstars, Ihr Lieblingsdesigner, kleiden Sie sich nach der neuesten Mode, greifen Sie niemals zu *Vetiver* oder *Habit Rouge*. Sie würden wie Ihr eigener Großvater wirken, wie das

Zerrbild Ihrer selbst. Eine geknickte Blume im Garten des Parfums! Streichen Sie aber Ihre Haare mit viel Brillantine aus der Stirn, tragen Sie mit Vorliebe vornehme dunkle Anzüge und Seidenkrawatten, neigen Sie manchmal zum Größenwahn, zögern Sie nicht, zu den Düften des echten Gentleman zu greifen!
Er lehnte neben mir an der Bar, und sein zweites Wort war Art Director. Richtig, ein *Égoiste-* oder *Cool Water*-Träger. Den Chanel-Spot kennt er auswendig, schrecklich findet er, daß *Krethi und Plethi* mittlerweile den schicken Designerduft trägt. Wie er duftet, ist für ihn ziemlich nebensächlich, das Image muß stimmen.
Disqualifizieren Sie sich nicht durch die Verwendung allzu aggressiver Duftnoten! Die Frau hinter Ihnen an der Theke würde sie blindlings als Angeber mit Goldkette und offen stehendem Hemd identifizieren. Sie würde Sie, nicht wie Sie denken, für den großen Verführer halten, sondern für eine schlechte Sean-Connery-Kopie, die sich für das größte lebende männliche Sexsymbol hält.
Sparsamkeit auch bei ledrigen Düften! Sie wirken leicht so, als seien sie dazu da, andere Männer anzuziehen. Üben Sie die Kunst der Dosierung. Parfümieren Sie sich niemals zu großzügig! Eau de toilette, morgens nach dem Duschen auf Brust und Rücken verteilt, mag durchaus genügen.
After Shave allein kann allerdings zu wenig sein und nach Feigheit vor dem Parfum aussehen. Dem Schüchternen, der nach Kernseife und klarem Wasser riecht, nimmt man nicht ab, daß er ein ganzer Mann ist.
Gewonnen hat, wer es versteht, einen unaufdringlichen, aber deutlich wahrnehmbaren Duft in der richtigen Dosierung – nicht zu wenig, nicht zu viel – zu verwenden. Er beweist Körperbewußtsein, Sinn für maskuline Erotik und Aufmerksamkeit weiblichen Wünschen gegenüber. Schließlich hat ein solcher Mann verstanden, daß keine Frau von einem ungepflegten Kerl umarmt werden will.
Folgende in der *Frankfurter Rundschau* erschienene Kontaktanzeige unterstreicht das weibliche Interesse am Wohlgeruch der Männer: »Ich (32 J/178) suche einen besonderen Mann! Einen,

der gut riecht und sich wohl fühlt in seiner Haut. Einen, mit dem ich alles mögliche unternehmen kann...«.
Der Werbeslogan für *Bel Ami* von Hermès ist reine Ironie. »Er parfümiert sich, sie geht«, heißt es da. Wenn das Detail stimmt, ist jene Harmonie erreicht, von der Baudelaire schwärmte: »...die Parfums, die Farben und die Klänge antworten einander...«
Oder: sie roch ihn, und ihre Blicke trafen sich.

Kulturgeschichte

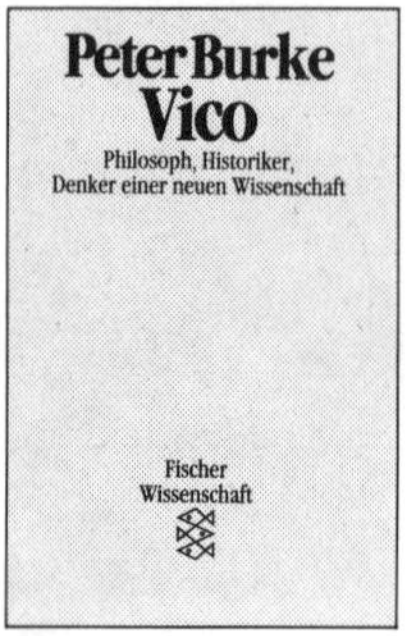

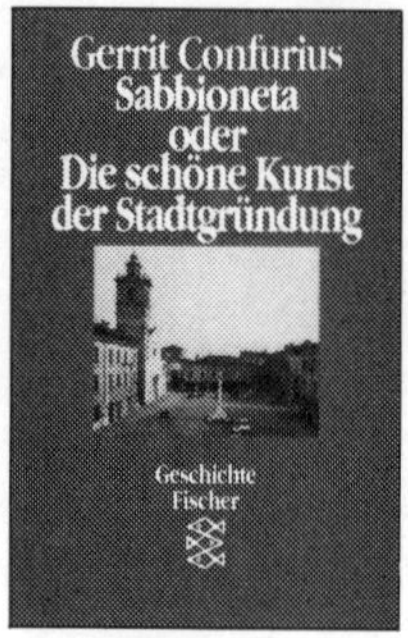

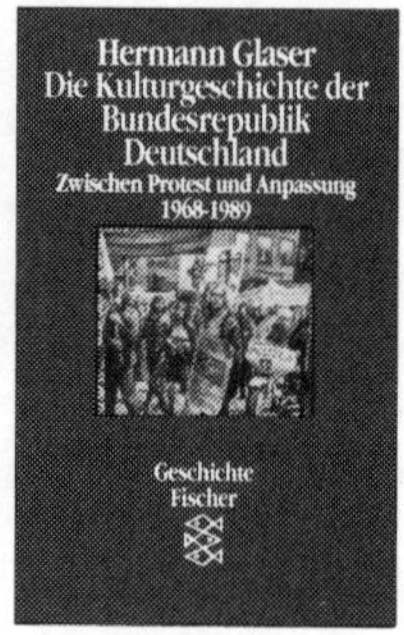

Philippe Ariès,
André Béjin,
Michel Foucault u.a.
Die Masken des Begehrens und die Metamorphosen der Sinnlichkeit
Zur Geschichte der Sexualität im Abendland
Band 7357

Peter Burke
Ludwig XIV.
Die Inszenierung des Sonnenkönigs
Mit 80 Abb.
Band 12327
Vico
Philosoph, Historiker, Denker einer neuen Wissenschaft
Band 10284

Bernd Busch
Belichtete Welt
Eine Wahrnehmungsgeschichte der Fotografie
Band 10666

Gerrit Confurius
Sabbioneta oder Die schöne Kunst der Stadtgründung
Band 10532

Carlo Ginzburg
Erkundungen über Piero
Piero della Francesca, ein Maler der frühen Renaissance
Band 10334

Hermann Glaser
Die Kulturgeschichte der Bundesrepublik Deutschland
Drei Bände in Kassette: Bd. 10530
Die Bände sind auch einzeln erhältlich:
Band 1: Zwischen Kapitulation und Währungsreform (1945-1948)
Band 10527
Band 2: Zwischen Grundgesetz und Großer Koalition (1949-1967)
Band 10528
Band 3: Zwischen Protest und Anpassung (1968-1989)
Band 10529

Fischer Taschenbuch Verlag

fi 1703 / 3 a

Wilhelm Johnen

Die Angst des Mannes vor der starken Frau

Einsichten in Männerseelen

Band 12269

Männer haben vielerlei Ängste. Diese Ängste werden geleugnet, kaschiert und verdrängt, denn sie widersprechen immer noch dem sozialen Anspruch an Männlichkeit. Es besteht eine Verbindung zwischen der Stärke der Frauen (die immer vorhanden war, die sich heute aber deutlicher zeigt) und den zunehmenden Ängsten von Männern. Das Buch zeigt, woraus die ›Stärke‹ der Frauen resultiert, und daß die Ängste der Männer große Hindernisse bilden auf dem Weg zu gleichberechtigten Partnerschaften. Ein unsicherer Mann braucht die Unterlegenheit der Frau, um seinen versteckten Selbstzweifeln zu entkommen. Hört eine Frau auf, dem Mann Signale ihrer Unterwerfung zu übermitteln, erlebt er dies als Liebesentzug - und ihm bleiben nur noch Flucht oder Aggression. Durch den Verfall typisch männlicher Werte wie Macht und Aggression in unserer Gesellschaft, die zunehmend ersetzt werden durch eher weibliche wie Kooperation und Kommunikation, entsteht bei Männern nicht nur Verunsicherung, sondern auch eine immer weniger verdeckte Rivalität zwischen den Geschlechtern.

Fischer Taschenbuch Verlag

fi 805 / 4

Claudia Bepko / Jo-Ann Krestan

Das Superfrauen-Syndrom

Vom weiblichen Zwang, es allen recht zu machen

Aus dem Amerikanischen von Gabriele Herbst

Band 12268

Die Anstrengung, die Erwartungen von Gesellschaft, Familie, Arbeitswelt, Freunden etc. zu erfüllen – also all das zu tun, was traditionell erwartet wird – führt im Leben vieler Frauen nicht zu Anerkennung und Selbstbewußtsein, sondern eher zum Gegenteil. Dieses Paradoxon und seine Folgen für die einzelne Frau sowie die Möglichkeiten von Veränderungen und Befreiung werden von den Autorinnen anhand zahlreicher Beispiele dargestellt. Das Buch wird ergänzt durch einen Anhang, in dem typische Krisensituationen in Form von Fragen und Antworten veranschaulicht und Lösungsmöglichkeiten angeboten werden.

»Ein wundervoll kluges und außerordentlich nützliches Buch, das hilft, die Arbeit in Angriff zu nehmen, die es bedeutet, Frau zu sein.«
Harriet Goldhor Lerner

Fischer Taschenbuch Verlag

fi 809 / 4

Herbert Freudenberger/Gail North

Burn-out bei Frauen

Über das Gefühl des Ausgebranntseins

Aus dem Amerikanischen von Gabriele Herbst

Band 12272

Allen Frauen, die eine Phase des »Ausgebranntseins« durchmachen, wird hier ein Leitfaden für die Bewältigung eines zentralen und tiefgehenden Problems gegeben. Dieses Buch ist nicht nur für die zahlreichen Frauen geschrieben, die sich wegen Burn-out-Symptomen schon in Behandlung begeben haben, sondern auch für diejenigen, die vielleicht noch nicht wissen, daß das, was sie durchmachen, als Burn-out bezeichnet wird. Das Buch geht nicht nur den Ausgangsbedingungen und den Gründen für Burn-out nach, sondern beschäftigt sich zusätzlich mit den besonderen Problemen von Frauen in Familie und Beruf. Sehr spannend ist ein bisher unberücksichtigter Aspekt: Burn-out in Beziehungen. Mit diesem Buch wird Frauen die Möglichkeit gegeben, die Symptome von Burn-out wie Erschöpfung, extreme innere Anspannung und Depression zu erkennen und zu überwinden. Und gerade das ist wichtig, weil besonders burn-out- gefährdete Frauen dazu neigen, die Botschaften ihres Körpers und ihrer Seele zu verleugnen. Sie glauben, daß sie alles schaffen können, wenn sie sich noch mehr anstrengen, noch härter arbeiten und sich noch mehr disziplinieren.

Fischer Taschenbuch Verlag

fi 811 / 4

Stephan Lermer/Hans Christian Meiser

Lebens**abschnitts**partner

Die neue Form der Zweisamkeit

Band 11931

Innerhalb unserer Gesellschaft vollzieht sich ein dramatischer Wandel: Die Familie als Wert an sich verliert an Bedeutung, die Zahlen der Scheidungsstatistiken schnellen in die Höhe, die Tendenz zur Vereinzelung ist nicht länger zu übersehen – und der Trend zum ›Lebensabschnittspartner‹ wird immer deutlicher. Sind lebenslange Verbindungen deshalb unrealistisch geworden? Sind wir dem Nützlichkeitsprinzip verfallen, das Liebe und bewußtes gegenseitiges Nutznießen absichtlich verwechselt? Stehen wir vor dem Beginn einer narzißtischen Kultur? Oder sind unterschiedliche Partner in den verschiedenen Lebensphasen vielleicht sogar eine sinnvolle Ergänzung des eigenen Weges? Stephan Lermer und Hans Christian Meiser untersuchen das Phänomen der Konzentration auf das eigene Glück, das oft Trennungen, Alleinleben oder Leben auf Distanz zur Folge hat. Anhand von Analysen und Fallbeispielen zeigen die Autoren die konkreten Folgen der Umwälzung innerhalb der Beziehungen von Mann und Frau. Sie fragen nach dem heutigen Liebesbegriff und untersuchen den Weg, der zu dieser Entwicklung geführt hat. Darüber hinaus werden Perspektiven entwickelt, die dem Leser Orientierungen im eigenen Liebesverhalten bieten. Die unterschiedlichen Ebenen von psychologischer einerseits und philosophischer Betrachtung andererseits machen das Buch zu einem wichtigen Beitrag innerhalb der spannenden Diskussion um das wichtigste und gleichzeitig unergründlichste Thema des menschlichen Seins: das Thema Liebe.

Fischer Taschenbuch Verlag

fi 812 / 4